Birgit R. Greger

Generationenarbeit

W0058277

Birgit R. Greger

Generationenarbeit

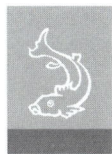

URBAN & FISCHER · München · Jena

Zuschriften und Kritiken an:
Urban & Fischer Verlag
Lektorat Altenpflege
Am Bleicheberg 18
06484 Quedlinburg

Die Deutsche Bibliothek – CIP-Einheitsaufnahme
Ein Titeldatensatz für diese Publikation ist bei
der Deutschen Bibliothek erhältlich.

1. Auflage 2001
01 02 03 04 05   5   4   3   2   1

© Urban & Fischer Verlag 2001

Lektorat und Redaktion: Karen Skodda, Hannover
Herstellung: Hildegard Graf, München
Satz und Druck: Laupp & Göbel, Nehren
Zeichnungen: Karin Wurlitzer, Greifswald
Umschlaggestaltung: Prepress Ulm, Ulm
Titelfotografie: Bavaria Bildagentur, München

ISBN: 3-437-45556-7
Printed in Germany

Vorwort

„Generationenarbeit", „Intergenerative Ansätze", „Dialog der Generationen", „Intergenerational Programs" – diese Schlagworte tauchen international und in den letzten Jahren nun auch national gehäuft in der Öffentlichkeit auf.

Das vorliegende Buch gibt viele praktische Hinweise für Jung-und-Alt-Projekte, um die außerfamiliären Generationenbeziehungen alter, im Heim wohnender Menschen zu jungen Menschen zu fördern. Gerade weil generationsübergreifende Beziehungen außerhalb der Familie die Ausnahme sind und Heimbewohner aufgrund struktureller Rahmenbedingungen der stationären Altenhilfe eine geringere Chance zu außerfamiliären Generationenkontakten mit Kindern oder Jugendlichen haben als alte Menschen, die in ihrer eigenen Häuslichkeit leben, wurde dieser Fokus gewählt. So ist auch ein Kapitel den Rahmenbedingungen im Heim gewidmet, ein anderes stellt Möglichkeiten und Grenzen von intergenerativen Projekten mit psychisch erkrankten Heimbewohner und Kindern oder Jugendlichen vor.

Die Ergebnisse aus der umfassenden nationalen und internationalen Literatur- und Internetrecherche und Forschungsarbeiten der Autorin liegen diesem Praxis-Band zugrunde.

Dieses Buch

- liefert viele Hintergrundinformationen zu moderner Generationenarbeit
- nennt Voraussetzungen von professionellen intergenerativen Projekten
- zeigt auf, wie Projekte mit jungen und alten Menschen angeregt, aufgebaut, durchgeführt und ausgewertet werden können
- wendet sich an alle Berufsgruppen, die Interesse an moderner Generationenarbeit haben, z. B. an Altenpfleger, Krankenschwestern, Fachschwestern für Psychiatrie, Sozialpädagogen oder Sozialarbeiter, Erzieher, Diplom-Pädagogen, Diplom-Theologen, Diplom-Gerontologen
- will außerdem die Forschung an den Universitäten und (Fach-)Hochschulen ermuntern, sich noch mehr dem Thema der Generationenarbeit zu widmen

- beinhaltet die Hoffnung, dass künftig Jung-und-Alt-Projekte eine größere sozialpolitische Förderung und fachliche Begleitung erfahren und damit professionalisiert werden können.

Die Tipps zum Aufbau von Projekten lassen sich durchaus auch auf generationsübergreifende Begegnungen mit Senioren, die in einer Privatwohnung oder einem Haus leben, übertragen.

Danksagung

An dieser Stelle möchte ich mich bei allen, die meine Forschungen und die Erstellung dieses Buches unterstützten, ganz herzlich bedanken.

Mein Dank gilt besonders allen Senioren, Seniorinnen und Kindern, die an den intergenerativen Gruppen, die ich von 1990 bis 2000 durchführte, mitwirkten und mir wertvolle Erkenntnisse in der Generationenarbeit ermöglichten.

Außerdem bedanke ich mich bei meinen sozialgerontologischen und sozialpädagogischen Berufskollegen und Berufskolleginnen für Ihre Ermutigungen. Die Münchner Heimleiter und Heimleiterinnen unterstützten meine Forschungsarbeit durch ihre Beteiligung an den Interviews im Sommer 1999. So war es möglich, die Bedeutung der intergenerativen Ansätze für die stationäre Altenhilfe besonders hervorzuheben.

Ohne die wertvollen Anregungen meines Ehemanns Manfred Zollner und ohne die Unterstützung meiner Eltern wäre meine Forschungsarbeit und dieses Buchprojekt deutlich erschwert gewesen. Und nicht zuletzt danke ich meiner lieben Tochter Amelie für ihr Verständnis.

Schließlich möchte ich meiner Lektorin Karen Skodda für die Realisierung und Gestaltung des Buches meinen Dank aussprechen.

München, März 2001   Birgit R. Greger
                                                  (Dipl.-Sozialgerontologin)

Inhaltsverzeichnis

Miteinander von Alt und Jung?

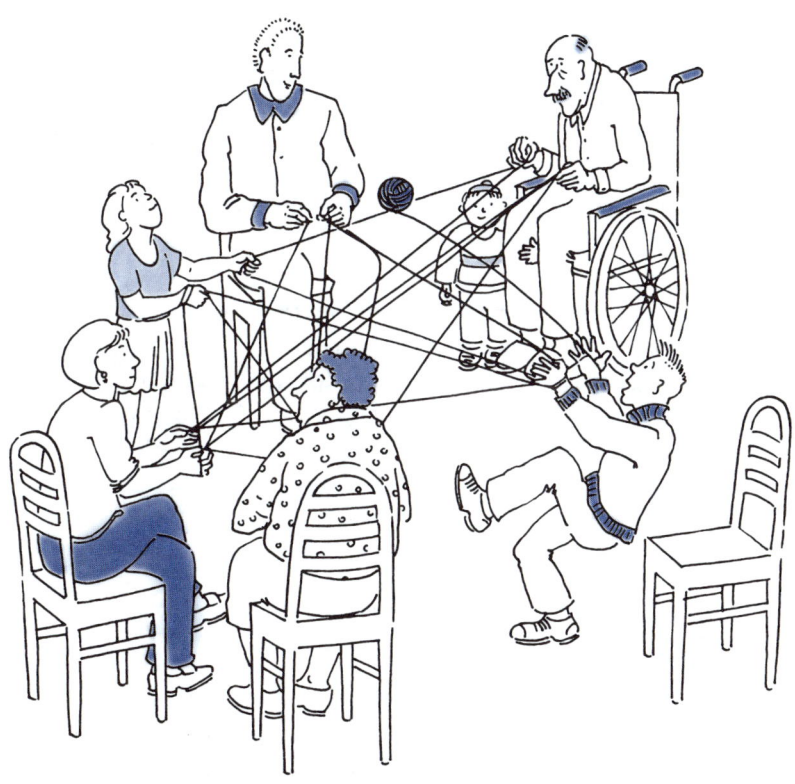

Ursprünglich kommt der Begriff „Generation" vom griechischen Wort „genos". „Seine Bedeutung drückt sich im zugehörigen Wart „genesthai" aus, als **„zum Leben kommen"**, ins Leben eintreten. In dem Moment, in dem ein Kind geboren wird, entsteht eine neue Generation...."[1]

„Individuen verhalten sich als Angehörige von Generationen, wenn und insoweit sie ihr Handeln an **Perspektiven** orientieren, die sich auf ihre Zugehörigkeit zu Altersgruppen (oder Beitrittsgruppen) in der Familie, der Gesellschaft und weiterer sozialen Systemen beziehen."[2]

Allerdings sind in neuer Zeit deutlich Hinweise spürbar, dass herkömmliche **„Alterskategorien"** immer mehr verschwinden. Offenbar entwickelt sich gerade eine „gesellschaftliche Struktur", in der andere Merkmale als die „Zugehörigkeit zu einer bestimmten Generation" deutlich wichtiger sind.[3]

Moderne Generationenarbeit berücksichtigt die derzeitige gesellschaftliche Struktur. Jung-und-Alt-Projekte bauen vor allem auf die verbindenden Interessen zwischen den Menschen verschiedener Altersgruppen auf.

1.1 Generationenbeziehungen

Das Miteinander der Generationen in Deutschland wird in den Medien oft falsch als „Generationenkonflikt" oder „Generationenkrieg" bezeichnet. Viele Jung-und-Alt-Projekte sind nicht zuletzt Reaktionen auf diesen in der Öffentlichkeit dramatisch zugespitzten „Generationenkonflikt". Diese Bezeichnung des Miteinanders der Generationen stimmt jedoch mit einer wissenschaftlich-soziologischen Analyse nicht überein.

1

■ *Generationenbeziehungen – Generationenverhältnisse*

Bei der Fachkonferenz „Erstes, zweites, drittes Lebenalter – Perspektiven der Generationenarbeit" des Bayerischen Staatsinstituts für Familienforschung an der Universität Bamberg, des Bayerischen Staatsministeriums für Arbeit und Sozialordnung, Familie, Frauen und Gesundheit und der Akademie für politische Bildung Tutzing am 21. September 1999 betonten Prof. Dr. Gertrud M. Backes und PD Dr. Wolfgang Walter einmal mehr, dass zwischen den **Generationenbeziehungen** der einzelnen Menschen (mikrosoziologische Perspektive) und den **Generationenverhältnissen** in einer Gesellschaft (makrosoziologische Perspektive) unterschieden werden muss.

Die Generationenbeziehungen der Einzelnen sind momentan in Deutschland (noch) gut. Von einem „Konflikt" oder „Generationenkrieg" kann nicht gesprochen werden. Die guten Generationenbeziehungen erkennt man z. B. deutlich an dem enormen Engagement, das pflegende Angehörige in der häuslichen Pflege der Eltern, Großeltern oder Schwiegereltern erbringen. Gesellschaftliche Veränderungen, wie z. B. die Demografie, der familiäre Wandel, der Wandel des Arbeitsmarktes, der Wertewandel, können sich auf die „Generationenbeziehungen" der Einzelnen negativ auswirken. Außerdem verringert sich die Anzahl der Generationenbeziehungen angesichts rückläufiger Geburtenraten.[4]

> Inner- wie außerfamiliäre Generationenbeziehungen der Einzelnen müssen gefördert werden.

■ *Inner- und außerfamiliäre Generationenarbeit*

In der **innerfamiliären Generationenarbeit** gehört zu dieser Förderung z. B. die professionelle Unterstützung pflegender Angehöriger. Hier können (Angehörigen-) Beratungsstellen, ambulante oder (geronto-)psychiatrische Dienste verschiedenster Art, Alten- und Service-Zentren, Familienbildungsstätten, Seniorenwohn- und Pflege-

1

heime entsprechende Angebote, z. B. Einzelgespräche, Selbsthilfegruppen oder professionell begleitete Gruppen von Pflegebedürftigen mit oder ohne die Angehörigen, Gesprächskreise pflegender
Angehöriger, familienberatenden und familientherapeutische
Angebote zur Begleitung bei schwierigen Pflegekonstellationen,
Pflegekurse, Pflegeurlaube mit Pflegebedürftigen, deren Angehörigen und Professionellen, bereitstellen.

In der **außerfamiliären Generationenarbeit** geht es um die Förderung der Generationenbeziehungen einzelner Menschen, die nicht
einer Familie angehören bzw. miteinander verwandt sind. So
können unterschiedlichste Projekte mit Kindern, Jugendlichen,
Erwachsenen, aktiven Senioren, Heimbewohnern, psychisch erkrankten Senioren oder anderen geplant, aufgebaut und durchgeführt werden. Dieses Buch beschäftigt sich vor allem mit der außerfamiliären Generationenarbeit und nennt hierzu viele Beispiele
(☞ Kap. 3 und 6).

■ Nebeneinander der Generationen

Neben vielen anderen Autoren vermutet Kade[5] „eher ein **bloßes
Nebeneinander** als ein Gegeneinander von Jung und Alt." Das liegt
an „einer zunehmenden räumlichen Distanz zwischen den Generationen im Zuge von Mobilitätsprozessen." Außerdem schrumpft
durch die größere Distanz die „Verbindlichkeit in den Generationenbeziehungen".

Kade folgert daraus „sinkende Hilfserwartungen der Älteren an die
Jüngeren, aber auch eine Abschleifung der Normenkluft zwischen
den Generationen durch den nivellierenden Einfluss der **Massen-
medien** oder die Herausbildung von quer zur Generationenfolge
liegenden altersübergreifenden Lebensstilen." Sie geht aber davon
aus, dass „kein erhöhtes Verständnis und Miteinander" zu erwarten
sei, „sondern eher **Gleichgültigkeit** und **Indifferenz** zwischen den
Generationen, zwischen deren Lebenswelten es kaum noch direkten Kontakt und Austausch geben wird." Sie vermutet weiterhin,
dass „soziale Beziehungen (…) immer mehr in Form von **Bünd-
nissen auf Zeit** und **wechselnden Wahlgemeinschaften** organisiert
werden. Selbstorganisation von Altersgleichen und neue Bündnis-

se zwischen den Generationen erscheinen als Zukunftsperspektive sozialer Integration".

 Der in den Medien künstlich zugespitzte Generationenkrieg existiert derzeit in Deutschland nicht. Gesellschaftliche Veränderungen können sich aber künftig negativ auf die Generationenbeziehungen der Einzelnen auswirken. Generationenarbeit hilft die Generationenbeziehungen der Einzelnen zu fördern.

1.2 Was heißt intergenerativ?

Die Begriffe „intergenerative Arbeit", „generationen- oder generationsübergreifende Arbeit", „Projektarbeit zur Förderung des Dialogs der Generationen", „Generationenarbeit", manchmal auch „Arbeit mit Alt-und-Jung-Gruppen" werden in diesem Buch synonym angewandt. Der Begriff „intergenerativ" zielt primär darauf ab, dass Menschen verschiedener Altersgruppen oder Generationen miteinander in **Beziehung** treten. Initiatoren generationenübergreifender Projekte versuchen, **Kontakte** zwischen Menschen verschiedenen Altersgruppen anzuregen. „Intergenerativ" bezieht sich aber nicht nur auf die individuellen Generationenbeziehungen (mikrosoziologische Perspektive), sondern auch auf die Generationenverhältnisse in der Gesellschaft (makrosoziologische Perspektive).

Auf der Grundlage einer kontinuierlichen soziologischen Analyse gesellschaftlicher Wandlungsprozesse müssen dringend neue Modelle eines Generationenvertrages entwickelt werden. Viele sozialpolitische Fragestellungen, z. B. Rentendiskussion, Eintrittsalter in den Ruhestand, knüpfen daran an und müssen ebenfalls unter dem Aspekt der Verhältnisse der Generationen gründlich überdacht werden.[6]

Intergenerative Arbeit beschäftigt sich vor allem mit den Generationenbeziehungen der einzelnen Menschen und wirkt sich indirekt auf die Generationenverhältnisse in einer Gesellschaft aus.

Führt man generationsübergreifende Projekte in der Praxis durch, so müssen dem Projektinitiator bzw. -begleiter die hier vorgestellten Unterschiede zwischen Generationsbeziehungen der Einzelnen und Generationsverhältnissen und die gesellschaftlichen Wandlungsprozesse bekannt sein.

Generationenarbeit in der stationären Altenhilfe zielt darauf ab, Menschen verschiedener Generationen in Kontakt treten zu lassen, deren Bedürfnisse und Interessen zu erkunden, dementsprechend geeignete Modelle in diesem Setting zu entwickeln. Anliegen ist es, die Generationenbeziehungen zu fördern und hemmende Rahmenbedingungen abzubauen.

1.2.1 Begründungen für intergenerative Projekte

Angelika Trilling, eine Diplompädagogin und Leiterin des Referates für Altenarbeit beim Sozialamt der Stadt Kassel, die sich seit vielen Jahren theoretisch und praktisch mit intergenerativen Ansätzen beschäftigt, problematisiert den Begriff „intergenerativ" im Folgenden.[7]

■ Mühseliges Geschäft

Der Begriff „intergenerativ" sei genauso wie der oft synonym gebrauchte Begriff „generationenübergreifend (…) sperrig". Sie schreibt von einer „Mühseligkeit des Geschäfts". Hinter dem Begriff „Dialog der Generationen" glaubt sie ein „Stadium freundlich-unverbindlichen Herantastens mit unsicherem Ziel, Zweck und Ausgang" zu erkennen.

Außerdem weist sie darauf hin, dass meist mit diesem Begriff „zuallererst und emotional höchst positiv besetzt der **Austausch** zwischen Kindern bzw. Jugendlichen und Alten" assoziiert wird. Weiterhin erinnert sie daran, auch an andere **Kombinationen** von Generationen (hier sind Altersgruppen gemeint) zu denken und

1

nennt das Beispiel aus der Praxis von Alt-und-Jung-Bildungspro-jekten, die im Laufe der Zeit „wie von selbst" andere Generationen mitaufnehmen.

Schon 1995 stellt Trilling einen enormen Schub von intergene-rativen Initiativen fest. Sie analysiert die Begründungen, die hinter generationenübergreifenden Vorhaben stehen. Dazu nennt sie die „gegenwartskritische", die „gesellschaftspolitische", die „anthropologische" und die „pädagogisch-geragogische" Begrün-dung.

■ *Kritik an der Moderne*

Trilling verdeutlicht, dass die Kampagne des Bundesministeriums für Familie, Senioren, Frauen und Jugend (1994–1997) „Dialog der Generationen" auf einer **„gegenwartskritischen Begründung"** be-ruhe. Sie kritisiert diese gegenwartskritischen Begründungen der Kampagne, denn sie

- seien keine ausreichende Begründung für intergenerative Pro-jekte
- beinhalteten eine „Kritik an der Moderne"[8], einen „Ausdruck des Unbehagens an der Vereinzelung in den modernen Gesellschaf-ten"[9]
- beruhten auf der romantisierenden, aber geschichtlich falschen Vorstellung der gut funktionierenden Großfamilie.

So wurde wissenschaftlich nachgewiesen, dass es die **Drei-Genera-tionen-Großfamilie** von früher, die oft idealtypisch dargestellt wird, in der west- und mitteleuropäischen Geschichte so in der Regel nicht oder nur sehr selten gab. Allein die geringe Lebenser-wartung verringerte die Chance der jüngeren Generation, mit den Alten zusammenzuleben.

Darüber hinaus prangert Trilling an, dass eine „Kontaktförderung zwischen den Generationen mit dem Ziel der Weltverbesserung" nicht mit dem idealisierenden Rückgriff auf die Großfamilie un-termauert werden könne und „möglicherweise auch nicht als Mit-tel gegen die dem Menschen insbesondere im Alter aufgegebene Einsamkeit"[10] einzusetzen sei.

1

■ **Verantwortliche Gesellschaftspolitik**

Das Miteinander der Generationen zu fördern, kann auch auf einer
gesellschaftspolitischen Begründung fußen. Eine verantwortliche
Gesellschaftspolitik müsse Wert darauf legen, **„Interessensgegen-
sätze,** die sich aus den Verschiedenheiten der jeweiligen Lebensphasen ergeben, möglichst gering zu halten und im demokra-
tischen Diskurs Lösungen herbeizuführen."[11] Als Beispiele nennt
sie die Pflegeversicherung, Seniorengenossenschaften, Senioren-
büros und Senioren-Experten-Services.

■ **Menschliche Gesellschaft**

Die Aussage der damaligen Ministerin für Familie, Senioren, Frau-
en und Jugend Nolte, eine menschliche Gesellschaft zeige sich erst
im Miteinander der Generationen, bezeichnet Trilling als **„anthropologische Begründung."** Sie hält sie für fragwürdig. Außerdem
kritisiert sie das „alltagstheoretisch gängige Klischee von der besonderen Beziehung zwischen der Großeltern- und der Enkelgene-
ration." Dieses Klischee verbirgt die Vorstellung von einer „bruch-
los verlaufenden Lebenskurve", die in Zeiten gesellschaftlichen
Wandels so nicht mehr stimme.[12] Die anthropologische Begründung bewertet Trilling „als einen Versuch (. . .), sich in der Beliebig-
keit postmoderner Werte Orientierungen zu verschaffen, ja quasi
bis hin zur therapeutischen Funktion."[13]

■ **Intergenerativer Austausch**

Eine **„pädagogische bzw. geragogische Begründung"** versteckt sich
oft hinter einer Zusammenführung der Generationen in Form von
Erinnerungsarbeit. Diese ist nach Trilling „bislang der erfolgreich-
ste Zugang auch zur intergenerativen Arbeit." Sie verweist vor
allem auf die Arbeit von „Age Exchange" in London und betont wie
Pam Schweitzer, dass die „Expertenrolle nicht einseitig fest-
geschrieben bleiben darf." In diesem Blickwinkel kann generationsübergreifende Arbeit als Möglichkeit für Senioren verstanden
werden, „sich in der Welt zurechtzufinden". Bei der Jugendarbeit

1

steht hinter dem Interesse an intergenerativem Austausch auch „das Lernziel 'Einüben in die ergraute Gesellschaft'. Außerdem sollten die Erfahrungen der alten Menschen in den Schulunterricht als Anschauungsmaterial einfließen. Kenntnisse und „Verhaltens- und Durchsetzungsstrategien" über bzw. für das künftige „Leben in einer ergrauten Gesellschaft" sollten auch durch den Austausch mit den alten Menschen gesammelt werden.[14]

■ **Beispiel: Projekt eines Gymnasiums mit Alten- und Service-Zentrum**

Frau Meier, eine ehemalige Kindergärtnerin, Frau Huber, ehemalige Lehrerin am ortsansässigen Gymnasium, und Frau Schmidt, ehemalige Direktorin des ortsansässigen Gymnasiums, beklagen sich bei einem offenen Nachmittag im Alten- und Service-Zentrum, immer nur unter Gleichaltrigen zu sein. Nachdem Frau Huber und Frau Schmidt keine eigenen Kinder haben und Frau Meiers Tochter im Ausland lebt, fühlen sie sich von jüngeren Menschen abgeschnitten.

Alexander Bauer, ein junger Sozialarbeiter im Alten- und Service-Zentrum hat schon eine Fortbildung zur Generationenarbeit besucht. Er setzt sich mit den Wünschen der Seniorinnen auseinander. Gleich bei seinen ersten Überlegungen zu einem Konzept ertappt er sich dabei, wie er von **gegenwartskritischen** und **anthropologischen Begründungen** beeinflusst wird: So sagt er in seiner ersten Parteinahme für die Seniorinnen, er fände es schlimm, dass die Generationen nichts mehr füreinander übrig hätten. Er möchte etwas dagegen unternehmen. Doch erinnert sich Alexander Bauer an den Hinweis, dass viele Menschen gute Generationenbeziehungen, vor allem in der eigenen Familie, pflegen. Den „Generationenkrieg" in seinem Kopf gibt es nicht. Trotzdem ist es wichtig, die Generationenbeziehungen der Einzelnen zu fördern.

Da Jung und Alt aber nicht „einfach so" zusammengebracht werden können, beginnt Alexander Bauer mit der Vorarbeit zu einem Jung-und-Alt-Projekt. Er lässt sich aus der Biografie und den Lebenserfahrungen der alten Damen berichten. Außerdem erkundet er ihre Wünsche, Interessen und Bedürfnisse, aber auch ihre

1

Einschränkungen. Dabei erfährt er vom hohen Bekanntheitsgrad Frau Schmidts als Direktorin des ortsansässigen Gymnasiums. Sie schwärmt von der Aufbauzeit nach dem 2. Weltkrieg an der Schule und von ihrem Engagement, für die Schüler gute Lernbedingungen zu schaffen. Durch Zufall erfährt er von einer geschichtlichen Ausstellung, die das Gymnasium gerade plant. Er nimmt Kontakt zum derzeitigen Schulleiter auf und stellt den Kontakt zu Frau Huber und Frau Schmidt her. Alexander Bauer und ein junger Lehrer übernehmen die Projektleitung und sind den Dreien bei der Beschaffung alter Fotos und Schriften sowie bei der Gestaltung der Ausstellung behilflich. Der junge Lehrer organisiert darüber hinaus eine Schulstunde, in der die alten Damen mit den Schülern ins Gespräch kommen wollen. Häufige Besuche für einen gemeinsamen Erfahrungsaustausch über die Geschichte, Gegenwart und Zukunft der Schule zwischen Jung und Alt werden geplant.

So ist im Verlauf des Projekts die **pädagogische Begründung** für das intergenerative Schulprojekt sowohl bei Alexander Bauer als auch bei den alten Damen in den Vordergrund getreten.

Für den Aufbau und im Verlauf eines Alt-und-Jung-Projekts spielen verschiedene Begründungen und Motivationen des Projektleiters und der Teilnehmer in unterschiedlichen Gewichtungen bewusst oder unbewusst eine Rolle. Welche Begründungen das Projekt wie beeinflussen, muss vom Projektleiter reflektiert werden.

1.2.2 Intergenerative Projekte in Deutschland und den USA

In **Deutschland** finden sich unzählige Projektbeispiele mit aktiven Senioren und Kindern oder Jugendlichen, z. B. in der Bildungs-, in der Freizeit- und in der Kulturarbeit, moderne generationenübergreifende Wohnprojekte und viele Alt-Jung-Begegnungen im Rahmen des **„Bürgerschaftlichen Engagements"**. Bei genauer Analyse der Literatur entdeckt man jedoch nur selten wissenschaftliche Auseinandersetzungen mit außerfamiliärer Generationenarbeit in der stationären Altenhilfe.

■ **Wachsende Vernetzung**

Auch aufgrund eines anderen sozio-kulturellen Hintergrundes als in Deutschland haben „Intergenerational Programs" in den **USA** schon seit den 60er-Jahren ein viel stärkeres politisches Gewicht als bei uns. Die Recherche zeigt, dass amerikanische Universitäten zahlreiche Fortbildungen für Professionelle und Laien und viele fundierte wissenschaftliche Studien durchführen. US-Staaten verbindende Organisationen und Programme, z. B. Generations United, die eine größere **finanzielle Unterstützung** erhalten und gut **vernetzt** sind, haben das Bewusstsein für Generationenarbeit in den USA enorm gestärkt.

■ *Professionalisierung intergenerativer Arbeit*

Die University of Pittsburgh und besonders Ph. D. Sally Newman und ihre Mitarbeiter des University Center for Social and Urban Research der Universität Pittsburgh leisteten z. B. schon 1978 einen Beitrag dazu, dass die Professionalisierung der intergenerativen Arbeit voranschritt. 1978 wurde nämlich das Programm „Generations Together" an der Universität in Pittsburgh etabliert. Im Rahmen dieses Programms entwickelte man Projektmodelle für Generationenarbeit, unterstützte Gruppen bei deren Programmentwicklung, sicherte eine wissenschaftliche Begleitforschung von vielen „intergenerational programs" und verbreitete die Informationen über Programmentwicklung und Forschung in der Öffentlichkeit.[15]

 Deutschland steht mit der wissenschaftlichen Auseinandersetzung und der Professionalisierung von Generationenarbeit erst am Anfang.

1

Diese knappen theoretischen Einführungen helfen beim Verständnis der Begriffe dieses Praxisbuches. In den folgenden Kapiteln werden die erforderlichen Vorbereitungen zu einem intergenerativen Projekt genannt, kommunikationsfördernde Projekte vorgestellt, das Leben im Seniorenwohn- und Pflegeheim kurz umrissen, das Thema „Psychische Erkrankungen bei Pflegeheimbewohnern" diskutiert und letztlich der systematische Ablauf eines professionellen intergenerativen Projekts dargelegt.

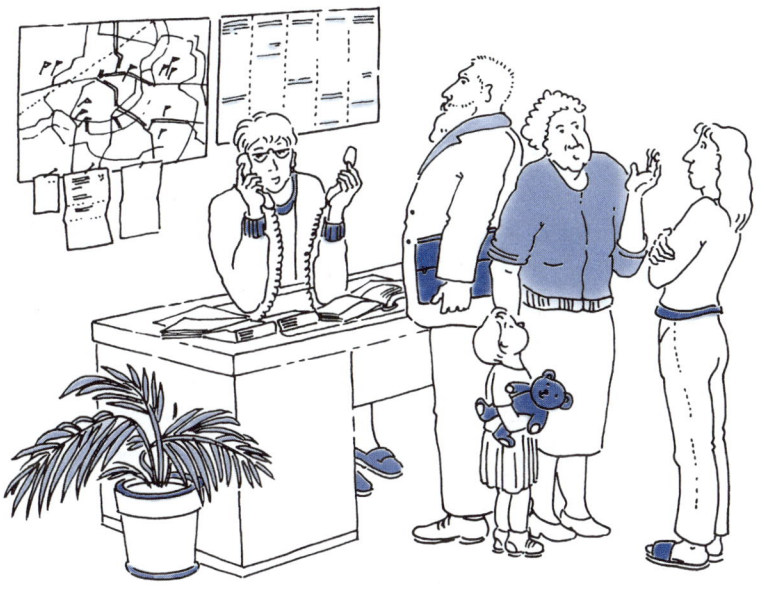

Einstieg in die Generationenarbeit

2

Schon 1991 forderte Konrad Hummel: „**Öffnet die Altersheime.**"
Wenn ein Heim dieser Forderung nachkommt, sich mit anderen
Einrichtungen der Umgebung vernetzt, kann die Isolierung der
Heimbewohner deutlich verringert werden. So kommen Besucher
und Anwohner des Stadtteils, um die Angebote des Heimes zu nutzen. Außerdem können Bewohner des Heimes, die noch mobil
sind, jederzeit außerhalb des Heimes an z. B. politischen, kulturel-
len, kreativen, sportlichen oder anderen Aktivitäten teilnehmen
und ihren Lebensgewohnheiten nachgehen.

In diesem Praxisbuch wird die **Perspektive der stationären Alten-
hilfe** gewählt. Gerade in Seniorenwohn- und Pflegeheimen ist es
besonders schwierig, Generationenarbeit zu etablieren. Strukturen,
Rituale und Konzepte im Heim müssen verändert werden, um
Heimbewohnern einen kontinuierlichen Kontakt zu jüngeren
Menschen zu ermöglichen.

Intergenerative Ansätze brauchen engagierte **Initiatoren** und **Projektleiter.** Generell kann die Initiative für ein generationenübergreifendes Projekt von einer Einrichtung der Kinder- und Jugendhilfe, z. B. Kindergarten, Jugendzentrum, aber auch einer Schule,
genauso von einem Bürgerzentrum, einer Pfarrgemeinde, einer
Einrichtung der offenen Altenhilfe, z. B. Alten- und Service-Zentrum, oder einer Tagespflegeeinrichtung, einem Seniorenwohn-
und Pflegeheim ausgehen.

Eine ernsthafte Öffnung eines Seniorenwohn- und Pflegeheims nach innen und nach außen erfordert ein professionelles Konzept zur Generationenarbeit. Dieses ist Bestandteil des
Hauskonzepts und trägt zur Profilierung des Heimes in der
(Fach-)Öffentlichkeit bei.

2.1 Interessen und Bedürfnisse der Zielgruppe

Bevor mit der Konzeptarbeit begonnen wird, müssen z. B. mit den
Bewohnern stationärer Einrichtungen viele **Einzel-Gespräche** ge-

führt, eine solide **Biografiearbeit** durchgeführt, die früheren und heutigen Interessen und Gewohnheiten der Bewohner bezüglich des Kontakts zu anderen Generationen innerhalb und außerhalb ihrer eigenen Familie erkundet werden. Außerdem muss das **Personal** einbezogen und dessen Interessen, Kompetenzen und Ressourcen erfragt werden.

2

■ Methoden

Welche Methoden können helfen, ein intergeneratives Konzept aufzubauen? Sowohl die Interessen und Wünsche der Bewohner als auch die der Mitarbeiter müssen erfasst werden. Möglicherweise können Informationen der Angehörigen über die Biografie, Kontaktwünsche und früheren Gewohnheiten das Bild ergänzen.
Eine **Kombination** einiger der im folgenden genannten Methoden ist daher erforderlich:

- schriftliche Befragung aller Bewohner des Heimes über deren **Kontaktbedürfnisse** zu Menschen anderer Altersgruppen (im Idealfall kombiniert mit genereller Befragung zu derzeitigen Interessen und Wünschen)
- schriftliche Befragung einzelner, interessierter Bewohner verschiedener Bereiche des Heimes, z. B. Wohnbereich, Wohngruppen, Stationen nach deren **Vorstellungen**
- Interviews mit allen Bewohnern des Heimes zu ihren **intergenerativen** Kontaktbedürfnissen
- Interviews mit einzelnen, interessierten Bewohnern zu deren **Wünschen**
- Interviews mit Angehörigen interessierter Bewohner zu früheren und heutigen **Interessen** der Bewohner bzgl. anderer Altersgruppen
- **Rundgespräch** im Haus mit Bewohnern über die neue Idee, Kontakt zu anderen Generationen aufzubauen
- Rundgespräch im Seniorenwohn- und Pflegeheim mit Bewohnern und Mitarbeitern über mögliche **Ansatzpunkte** für ein intergeneratives Konzept
- Fachgespräch mit Mitarbeitern des Hauses über deren **Ideen** zu Generationenarbeit

2

- Fachgespräch mit Leitern oder Mitarbeitern anderer Heime, die bereits intergenerativ arbeiten, um deren **Erfahrungen** zu berücksichtigen
- Fachgespräch mit Leitern anderer sozialer, kommunaler, kultureller, kirchlicher Einrichtungen des **Stadtteils,** um die gegenseitige Interessenlage zu erkunden und aufeinander abstimmen zu können

Fallbeispiel
Was sollte ein Fragebogen (bzw. die Leitfragen zum Interview) mindestens enthalten?

I. Angaben zum Zweck der Erhebung
Im Seniorenheim Sonnenschein wollen wir unter Berücksichtigung Ihrer Vorstellungen und Wünsche ein neues Konzept entwickeln. Wir wollen unser Haus noch mehr öffnen. So könnten wir Sie z.B. mehr unterstützen, Besuche außerhalb des Hauses zu machen. So könnten wir – wenn Sie und die anderen Bewohner das wünschen – auch häufiger Menschen verschiedener Altersgruppen, z.B. Kinder, Jugendliche, ins Heim einladen.
Auch wenn Sie daran kein Interesse haben, beantworten Sie uns bitte die folgenden Fragen, damit wir Ihre Vorstellungen berücksichtigen können. Ihre Teilnahme ist freiwillig. Ihre Informationen werden vertraulich und anonym behandelt, nicht gespeichert und nicht an andere weitergegeben.

II. Maximal zehn kurze Fragen zu den früheren und heutigen Interessen und Gewohnheiten:
1. Haben Sie eigene Kinder? Wie alt sind sie?
Ja ○   *Nein* ○
Alter: _____

2. Haben Sie eigene Enkelkinder? Wie alt sind diese?
Ja ○   *Nein* ○
Alter: _____

3. Wie oft bekommen Sie Besuch von Ihren Kindern?
Täglich ○   *Wöchentlich* ○   *Monatlich* ○
Zu Festtagen ○   *Nie* ○

4. Wie oft bekommen Sie Besuch von Ihren Enkelkindern?

Täglich ○   Wöchentlich ○   Monatlich ○

Zu Festtagen ○   Nie ○

5. Hätten Sie gerne öfter Besuch von Ihren Angehörigen?

Ja ○   Nein ○

6. Wer sollte öfter kommen?

Ehe- bzw. Lebenspartner ○   Kinder ○

Enkelkinder ○   alle ○

7. Ich würde gerne neue Kontakte außerhalb meiner Familie knüpfen.

Ja ○   Nein ○

8. Wenn Menschen anderer Altersgruppen ins Seniorenheim
Sonnenschein, z. B. zu Festen oder zu Aufführungen oder zur
gemeinsamen Freizeitgestaltung, kommen, welche Altersgruppen
würden Sie bevorzugen?

- Kleine Kinder (Kindergarten)   ○
- Grundschulkinder   ○
- Jugendliche   ○
- Studenten   ○
- Menschen der mittleren Generation   ○
- aktive Senioren, die noch in ihren Privatwohnungen leben   ○
- Menschen aller Altersgruppen (z. B. aus der benachbarten
  Pfarrgemeinde)   ○
- andere:
  _____   ○
  _____   ○

**III. Kurze Rückmeldung, wie, wann und wo die Ergebnisse der
Befragung bekannt gegeben werden und Danksagung für das
Mitwirken**

■ Inner- und außerfamiliäre Kontakte

Wird bei den Erhebungen festgestellt, dass die Bewohner des
Hauses durchaus Interesse daran haben, den Kontakt zu anderen

2

Altersgruppen aufzubauen oder zu intensivieren, sollte genau analysiert werden, in welche Richtung die Kontaktwünsche gehen.

So kann bei der Erhebung z. B. herauskommen, dass die Bewohner des Seniorenwohn- und Pflegeheims überwiegend die **innerfamiliären Kontakte** intensivieren wollen, dann sollten sie darin unterstützt werden. Durch welche Angebote können innerfamiliäre Kontakte z. B. zu Ehe- oder Lebenspartnern, zum Kind oder zu den Kindern, zum Enkelkind oder zu den Enkelkindern, aufgebaut bzw. intensiviert werden?

- einzelne persönliche Angehörigenbriefe
- regelmäßiger Angehörigen-Informationsbrief (evt. auch mit Bewohnerzeitung)
- Angehörigengespräche (mit oder ohne Bewohner)
- Angehörigenabende (anfangs im Idealfall mit Themenvorgabe)
- Gemeinsame Feste, z. B. Mehrgenerationenfest zu Weihnachten oder andere intergenerative Veranstaltungen, z. B. Opa-Enkel-Fest mit Spielen
- gemeinsame Aktionen, z. B. Gartenpflanzaktion, gemeinsames Backen
- gemeinsame Ausflüge oder Urlaube mit Bewohnern, Angehörigen und Mitarbeitern

Die Auswertung der kleinen empirischen Untersuchung kann aber auch zu dem Ergebnis führen, dass die Bewohner des Hauses bevorzugt **außerfamiliäre Kontakte** oder beides wünschen.

■ Ziele

Anhand einer **Analyse** der Ergebnisse der Studie ist eine Entscheidung für ein intergeneratives Konzept mit einer bestimmten Zielrichtung notwendig. Das intergenerative Konzept kann die Zielrichtung haben,

- die innerfamiliären Kontakte der Bewohner aufzubauen und bzw. oder zu intensivieren
- die außerfamiliären Kontakte der Bewohner zu Menschen anderer Altersgruppen aufzubauen und bzw. oder zu intensivieren

- sowohl inner- als auch außerfamiliäre Kontakte der Bewohner und bzw. oder der Mitarbeiter anzubahnen und bzw. oder auszubauen.

Die Ergebnisse der Studie und die weitere Zielrichtung der Konzeptentwicklung müssen den Bewohnern und den Mitarbeitern bekannt gegeben werden. Wenn sich Bewohner für außerfamiliäre Kontakte interessieren, werden zu den entsprechenden Organisationen Kontakte aufgebaut werden müssen.

2

■ Kontaktaufbau

Welche Einrichtungen können angefragt werden, um außerfamiliäre Kontakte anzubahnen?
- Kindergärten
- Grundschulen
- Horte
- Hauptschulen
- Realschulen
- Gymnasien
- Fachoberschulen (vorzugsweise „sozialer Zweig")
- Fachhochschulen (vorzugsweise Studiengang „Sozialpädagogik bzw. Sozialarbeit")
- Universitäten (vorzugsweise Studiengänge „Pädagogik, Psychologie")
- Pfarreien, Kirchengemeinden (Mutter-Kind-Gruppen, Kinder-, Konfirmanden-, Firm-, Seniorengruppen)
- freie Musikschulen
- freie Kunstausbildungsstätten
- Begegnungstätten verschiedener Art, z. B. Alten- und Service-Zentren, Jugendzentren, Mütterzentren
- Gemeindezentren
- Stadtbibliotheken
- Museen

Tipps für die Praxis

▶ Bei der empirischen Erfassung Bewohner und Mitarbeiter nicht überfordern, seitenlange Fragebögen oder zwei- oder mehrstündige Interviews führen nur zur Ablehnung

▶ Vor Beginn der Erhebung die Angehörigen und bzw. oder gesetzliche Betreuer schriftlich und gegebenenfalls zusätzlich mündlich über die freiwillige, empirische Aktion informieren

▶ Nicht zu viele neue, oft zeitintensive generationenübergreifende Aktivitäten gleichzeitig angehen

2.2 Formen intergenerativer Arbeit – Wer hilft wem?

In Deutschland orientiert man sich in der Eingruppierung bei außerfamiliären, generationsübergreifenden Projekten meistens an den **Themen** der Projekte. So wählte man z. B. bei der von 1994 bis 1997 durchgeführten Kampagne „Dialog der Generationen" des damaligen Bundesministeriums für Familie, Senioren, Frauen und Jugend (BMFSFJ) die Kategorien:

• Miteinander Reden – Voneinander Lernen
• Miteinander Spielen
• Gemeinsam Erleben
• Gemeinsam Handeln
• Einander Helfen

Amerikanische Forscher, z. B. McCrea und Smith[16], ordnen intergenerative Projekte eher nach den beteiligten **Zielgruppen** und ihren **Unterstützungsleistungen** füreinander ein. Sie betonen, dass meist die positiven Ergebnisse für die Unterstützungsempfänger bei der Generationenarbeit im Fokus stehen. Der Gewinn, den die aktiven Helfer oder Unterstützer aus dem intergenerativen Programm ziehen, ist nicht weniger bedeutsam.

Die enorme Vielfalt amerikanischer Ansätze offenbart, welche Rahmenbedingungen, z. B. Professionalität, Forschung, Vernetzung, ausreichende Finanzierung, Motivation, für Generationenarbeit

2

erforderlich sind. Wenn diese nicht erfüllt sind, gerät die intergenerative Arbeit schnell an ihre Grenzen.

Ein Programmtyp intergenerativer Arbeit beschreibt
- welche Zielgruppen am Projekt beteiligt sind
- welche Zielgruppe für welche andere Zielgruppe Unterstützungsleistungen erbringt
- welche gemeinsamen Aktionen stattfinden.

■ *Generationenarbeit in Heimen*

Seit Beginn der 90er-Jahre ist in Deutschland eine enorme Zunahme von generationsübergreifenden Projekten festzustellen. Analysiert man die bei Veranstaltungen und Aktionen in Deutschland vorgestellten intergenerativen Begegnungen genauer, so stellt sich schnell heraus, dass nur sehr wenige Projekte alte Menschen, die in (Pflege-)Heimen leben, integrieren. Psychisch erkrankte, z. B. dementiell erkrankte oder depressive, alte Menschen, werden auch nur höchst selten an intergenerativen Projekten beteiligt.

Der Fokus in der Praxis der Generationenarbeit ist in Deutschland ein anderer: So finden sich generationenverbindende Themen besonders in der **Bildungsarbeit** mit aktiven Senioren, in der **Kulturarbeit** und in der **Freizeitarbeit.** Intergeneratives Lernen, intergeneratives Wohnen oder Aktionen im Rahmen der Seniorengenossenschaften und des bürgerschaftlichen Engagements verkörpern Schwerpunktthemen.

In diesem Kapitel stehen vor allem die Möglichkeiten intergenerativer Arbeit in der stationären Altenhilfe im Fokus. Ein theoretischer Hintergrund und ein Konzept zu einem Jung-und-Alt-Projekt ist bei den Praktikern oft nicht (oder nur in Ansätzen) vorhanden. Eine systematische, wissenschaftliche Begleitung und Auswertung der Projekte und Praxismodelle findet in der Regel (noch) nicht statt. Zudem steht die intergenerative Praxisforschung an den Universitäten und Fachhochschulen in Deutschland erst am Anfang. Diese

Lücken im internationalen Vergleich müssen baldmöglichst aufgeholt werden.

2　🖋 Professionelle, intergenerative Ansätze müssen in Seniorenwohn- und Pflegeheimen in Zukunft mehr berücksichtigt werden. Auch Bewohner in Heimen haben das Bedürfnis, Menschen anderer Altersgruppen zu begegnen.

■ *Internationaler Vergleich*

In **Deutschland** gibt es derartige intergenerative (politisch und finanziell unterstützte) Programme nicht in dieser Differenzierung und mit dieser Breitenwirkung. Den deutschen Projekten liegt keine gemeinsame theoretische Basis oder Einführungskurse zur Generationenarbeit zugrunde, wie sie z. B. von Sally Newman und ihren Mitarbeitern an der „University Center for Social and Urban Research/University of Pittsburgh" in den USA für Laien und Professionelle angeboten werden.

Auch wenn aufgrund **interkultureller Unterschiede** (vor allem in den sozialen und politischen Systemen und dementsprechend in den Strukturen sozialer Einrichtungen) zwischen den USA und Deutschland die amerikanischen Programmtypen und die Rollen in den intergenerativen Projekten nicht einfach übernommen werden können, bieten sie eine sehr gute Grundlage für eine Adaption.

■ *Drei Programmtypen*

In Orientierung an amerikanischen Forschern[17] können folgende **drei Programmtypen** genannt und auf die Situation in der deutschen stationären Altenhilfe übertragen werden:

- Alte Menschen helfen Kindern oder Jugendlichen (Typ 1)
- Kinder oder Jugendliche helfen alten Menschen (Typ 2)
- Kinder oder Jugendliche und alte Menschen helfen anderen (Typ 3)

2

Auf diese beiden Autoren beziehen sich die nun folgenden Ausführungen (☞ 2.2.1., 2.2.2., 2.2.3.) zu den verschiedenen generationsübergreifenden Programmtypen und **Rollen,** die die Senioren bzw. Kinder oder Jugendlichen dabei jeweils einnehmen. Die Darstellungen und Beispiele von McCrea und Smith wurden auf die Perspektive des Buches (Senioren aus Wohn- und Pflegeheimen und Kinder oder Jugendliche) angepasst und auf die Situation in Deutschland übertragen. Deutsche Beispiele wurden ergänzt.

■ Hochbetagte Heimbewohner und Kinder

Die Übertragung der genannten Programmtypen auf die intergenerativen Kontakte von Heimbewohnern zu Kindern erfordert ein **radikales Umdenken:** Auch der pflegebedürftige und bzw. oder psychisch erkrankte ältere Mensch, der im Heim lebt, kann mit Kindern oder Jugendlichen in Kontakt treten, eine Beziehung aufbauen, ihnen evt. sogar helfen oder mit ihnen gemeinsame Aktionen starten.

Hierbei können

- die Unterstützung, Zuwendung, Wissensvermittlung oder **Hilfe überwiegend vom** (trotz Einschränkungen noch aktiven) **Heimbewohner** an die Kinder oder Jugendlichen gerichtet sein (Typ 1)
- die Unterstützung, Hilfe, Zuwendung, Wissensvermittlung, z. B. über neue Technologien oder **Hilfe von den Kindern oder Jugendlichen** an die pflegebedürftigen und bzw. oder psychisch erkrankten Heimbewohner gerichtet sein (Typ 2)
- unabhängig von eigenen Einschränkungen oder Schwierigkeiten der jungen und alten Menschen **gemeinsame Projekte** initiiert und durchgeführt werden, die anderen Menschen helfen. Hierzu gehören z. B. politische, kulturelle, sportliche Programme (Typ 3).

■ Neue Bilder des Alterns entwickeln

Leider ist auch heute noch in der Gesellschaft das **Defizit-Modell** des Alterns stark vorherrschend. Bei diesem Denkmodell wird da-

2

von ausgegangen, dass das Alter generell mit Fähigkeits- und Kompetenzeinbußen einhergeht und schicksalhaft festgelegt ist. Eine Zuspitzung erfährt dieses Modell im **Disengagement-Modell.** Hier wird als wichtige Voraussetzung für ein erfolgreiches Altern genannt, dass die Gesellschaft bereit sein müsse, den alten Menschen aus seinen sozialen Rollen zu entlassen und aus seinen sozialen Verpflichtungen zu entbinden. Außerdem wünsche der alte Mensch von sich aus ein Rückzug aus seinen sozialen Aktivitäten.

In der Gerontologie (Alternsforschung und -wissenschaft) sind solche normativen, mechanistischen Modelle längst überholt. Die Variabilität des Alterns und der Alternsstile wird heute betont. Auch in der Gesellschaft müssen diese alten Sichtweisen dringend überwunden werden.

■ *Kompetenzen von Heimbewohnern*

Pflegebedürftige und bzw. oder psychisch erkrankte alte Menschen, die im Heim leben, haben auch Fähigkeiten, Kompetenzen und Interessen. Viele dieser Heimbewohner verstehen nicht, warum sie nur wegen ihrer Einschränkungen von der Umwelt mehr oder weniger abgeschottet werden. Umgekehrt lernen Kinder oder Jugendliche die **Variabilität des Alterns** besser kennen, wenn sie mit alten Menschen aus Seniorenwohn- und Pflegeheimen in Kontakt treten können.

Wenn sie neben ihren überwiegend gesunden, aktiven Großeltern auch Senioren aus Pflegeheimen kennen lernen (wollen), können sie erfahren, dass diese zwar an Krankheiten leiden und mit Einschränkungen leben müssen, einige aber durchaus noch zu vielen Aktivitäten in der Lage sind. Außerdem können ihnen diese oft hochbetagten Senioren ihre persönlichen Lebensgeschichten berichten und Geschichtskenntnisse aus der Schule ergänzen und erweitern.

Bevor ein intergeneratives Konzept im Haus implementiert wird, sollte der Programmtyp der Generationenarbeit und die Rollen, die die Senioren dabei einnehmen, klar sein.

2

2.2.1 Alte Menschen helfen Kindern oder Jugendlichen

In den **USA** gibt es viele „intergenerational programs", in denen alte Menschen Kinder und bzw. oder Jugendliche unterstützen. Solche Programme finden sich in amerikanischen Gemeinden, in Kindergartengruppen und in Schulklassen bis zum College. Die Senioren übernehmen diese Rollen in den amerikanischen Programmen gegen Bezahlung oder ehrenamtlich.

In **Deutschland** finden sich auch ähnliche Ansätze generationenverbindender Aktivitäten. Allerdings entstehen diese eher zufällig, aus dem Engagement einzelner bürgerschaftlich organisierter Laien oder Professioneller, z. B. Sozialpädagogen, Pfarrer, Lehrer, Erzieher in sozialen oder kirchlichen Einrichtungen. Ein solches Spektrum von intergenerativen Programmen, die öffentlich gefördert werden wie in den USA, gibt es hierzulande nicht. In der Regel sind die Senioren bei solchen intergenerativen Projekten in Deutschland ehrenamtlich engagiert.

Auch manche der hochbetagten, pflegebedürftigen und bzw. oder psychisch erkrankten älteren Heimbewohner können durchaus Kinder oder Jugendliche unterstützen, ihnen etwas vermitteln, Ersatz-Großeltern-Rollen übernehmen.

McCrea und Smith[18] nennen die folgenden **Rollen**, die alte Menschen in intergenerativen Projekten bei Typ 1 (Alte Menschen helfen jungen Menschen) einnehmen können:

- Ratgeber bzw. Mentor (**1a**)
- Tutor (Nachhilfelehrer) (**1b**)
- Kinderbetreuer bzw. Hilfs-Erzieher (**1c**)
- reifer Freund (**1d**)
- Trainer (**1e**)

Rolle eines Ratgebers bzw. Mentors

Fallbeispiel

Herr König, ein pensionierter Pfarrer, hat sich in der Ausübung seines Berufes immer der Jugendarbeit verpflichtet gefühlt. Nun ist er ein leicht pflegebedürftiger Heimbewohner, trotzdem engagiert er sich und baut einen kontinuierlichen Gesprächskreis mit jungen Pfarrgemeindemitgliedern und Heimbewohnern auf. Aus diesem Kreis entwickeln sich einzelne engere Besuchskontakte, bei denen die Senioren z.B. Lebens- und Glaubensfragen mit den Jugendlichen erörtern.

Frau Kaiser, eine leicht depressive Heimbewohnerin, die früher Musiklehrerin war, leitet eine kleine, wöchentlich stattfindende Kammermusikgruppe für vier Schüler des benachbarten Gymnasiums. Hierbei geht es nicht nur um die Vermittlung von musikalischen Kenntnissen, sondern auch um Gespräche über die Musik und andere Themen. Die Möglichkeit, ihre Kenntnisse an die Schüler zu vermitteln und ihre Liebe zur Musik deutlich zu machen, hilft ihr ein wenig über ihre depressive Verstimmung hinweg. Die Schüler erleben, dass eine Heimbewohnerin durchaus noch viele Fähigkeiten vermitteln kann. Über die gemeinsame musikalische Beschäftigung hinaus entstehen intergenerative Beziehungen.

Ein **Mentor** ist eine ältere, erfahrene Person, die zur Weiterentwicklung der Fähigkeiten und des Charakters eines jüngeren Menschen langfristig beitragen möchte. Die intergenerativen Kontakte hierzu können ganz unterschiedliche Formen annehmen. So sind generationsübergreifende **Einzelkontakte** oder **Gruppenkonstellationen** denkbar. Die Anleitung und Begleitung beim **Lernen** generell, die Vermittlung von speziellen Kenntnissen in einzelnen Wissensgebieten aus der Schule, die Vermittlung sozialer Fertigkeiten gehören genauso dazu wie die Verbesserung des Selbstwertgefühls der Schüler. Die intergenerativen Beziehungen zeichnen sich immer durch eine besondere gegenseitige, längerdauernde **Verpflichtung** aus (mindestens ein Jahr), die durch gegenseitigen Respekt, Loyalität und Identifikation geprägt ist.

2

Diese spezielle Konstellation ist vermutlich nur für wenige Senioren, die in einem Heim leben, vorstellbar. An den Beispielen wird jedoch auch deutlich, dass für die Senioren auch therapeutische Effekte bezüglich einer leichten psychischen Erkrankung, z. B. depressive Verstimmung, erzielt werden könnten.[19]

Folgende **Ziele** verfolgt das Mentoren-Programm (Typ 1a):
Die **Jugendlichen**
- verbessern ihre Schul- bzw. Studienleistungen
- steigern ihre Lernmotivation
- verbessern ihr Selbstbild
- erweitern vielleicht sogar ihr Karrierebewusstsein
- erhalten einen Einblick in das Wissen, die Fähigkeiten, die Lebenserfahrung und die Kultur alter Menschen.

Die **alten Menschen**
- nehmen für sie neue, gesellschaftlich respektierte Rollen ein
- können durch die Mitwirkung an einem derartigen intergenerativen „Mentoren-Programm" eine erhöhte Lebenszufriedenheit erreichen
- haben die Gelegenheit, Lebenserfahrungen mit den Jungen zu teilen, sowie ihnen Fähigkeiten zu vermitteln. Der Trainingseffekt für die eigenen kognitiven Fähigkeiten darf nicht vergessen werden.

In Mentoren-Programmen entwickeln sich **generationsübergreifende Freundschaften**, in der Sorgen und Nöte geteilt werden können.

Ein solches „Ratgeber bzw. Mentoren-Programm" erfordert einen **Koordinator** entweder von der Schule, Gemeinde bzw. Stadt oder aus der Pfarrgemeinde, wie das obige Beispiel zeigt. Dieser müsste vor allem dafür sorgen, dass die Senioren entscheiden können, ob sie sich an der vorgeschlagenen Aktion unter den genannten Bedingungen beteiligen wollen oder nicht.

🐾 Tipps für die Praxis

▶ Intergenerativ interessierte Senioren ausfindig machen
▶ Geeignete Senioren informieren und auf Projekt vorbereiten
▶ Vorgespräche mit den jungen Menschen über das Altern und das Leben im Seniorenwohn- und Pflegeheim führen
▶ Informationen über die teilnehmenden Senioren und dieses außergewöhnliche Projekt vermitteln
▶ Junge und alte Teilnehmer während des Projekts begleiten, für Rückfragen und Kommunikations- oder Koordinationsschwierigkeiten zur Verfügung stehen
▶ Auswertung des Projekts vornehmen
▶ Vorab klären, ob die beteiligten Senioren eine Bezahlung (Höhe der Bezahlung?) oder eine Aufwandsentschädigung erhalten oder rein ehrenamtlich tätig sind
▶ Gelder für eine etwaige Bezahlung vor Beginn des Projekts organisieren
▶ Sponsoren oder Spender finden

■ Rolle eines Tutors (Nachhilfelehrers)

Fallbeispiel
Herr Graf, ein Heimbewohner im Seniorenwohn- und Pflegeheim Sonnenschein, war früher Lehrer, freut sich darauf, sich nützlich machen zu können und fühlt sich dazu in der Lage, die Inhalte einzelner Fächer als Nachhilfelehrer zu vermitteln. So ist er gut in den Programmtyp 1 b zu integrieren. Hierbei müsste sich keine feste Gruppe bilden, einzelne Schüler könnten für den jeweils erforderlichen Zeitraum, z. B. einmal pro Woche, ins Heim kommen oder Herr Graf (sofern dies noch möglich ist) besucht die Schule.

Im Gegensatz zu den Mentoren-Programmen, die eine gegenseitige Bindung und persönliche Verpflichtung charakteristischerweise miteinschließen, geht es bei den Tutoren-Programmen ausschließlich um die Nachhilfefunktion in einzelnen Fächern und Verbesserung des Lernens. Alte Menschen, die früher Lehrer waren, sich be-

2

sonders für ein (Schul)Fachgebiet interessieren und bzw. oder hier Erfahrungen haben, sind geeignete Partner. Die jungen Teilnehmer können hierbei aus allen Altersgruppen stammen. Diese **Tutoring-Aktivitäten** finden in den USA in Schulen oder Gemeindebüros („community agencies") oder in den Wohnungen der jungen Teilnehmer statt.

Diese Tutoren-Programme sind mit alten Menschen, die in Heimen leben und sich dafür interessieren, gut zu realisieren. Im Gegensatz zu den Mentoring-Programmen steht hier kein langfristiger, enger Kontakt zwischen jungen und alten Menschen im Vordergrund. Die **Verbesserung der Schulleistungen** der Kinder oder Jugendlichen ist der Fokus des generationenübergreifenden Kontakts.[20]

Es kann im Einzelfall durchaus sein, dass sich ein solches Tutoren-Programm in Richtung eines Mentoren-Programms entwickelt, wenn einzelne junge und ältere Menschen engere Kontakte aufbauen und die Inhalte ihrer Treffen sich nicht nur auf die Verbesserung der Schulleistungen hin ausrichten.

Folgende **Ziele** verfolgt das Tutoren-Programm (Typ 1):

Die **Senioren**

- erleben eine Erhöhung des Selbstwertgefühls
- erhalten einen Einblick in die Lernprobleme, Freuden und Sorgen der heutigen Kinder und Jugendlichen
- trainieren ihre intellektuellen Fähigkeiten und halten sie somit aufrecht.

Die **Kinder und Jugendlichen**

- können ihre Schulleistungen verbessern, ohne einen herkömmlichen (evt. sehr teueren) Nachhilfelehrer in Anspruch nehmen und bezahlen zu müssen
- erhalten einen kleinen Einblick in die Lebenswelt von Senioren, die in einem Heim wohnen.

Tipps für die Praxis

▶ Mindestens einen Ansprechpartner in der Regel von der Schule, evt. auch vom Seniorenwohn- und Pflegeheim, bestimmen

▶ Vorgespräche mit interessierten Senioren und potentiellen Nachhilfeschülern führen und sie auf die besondere Situation des Nachhilfelehrers aus einem Seniorenheim vorbereiten

▶ Sorgfältige Auswahl treffen, welche der jungen und alten Menschen für ein solches Projekt wirklich geeignet wären und welche „Jung-Alt-Lern-Paare" zusammenpassen würden

▶ Für Rückfragen während des Projekts zur Verfügung stehen

▶ Programm für künftige Projekte auswerten

▶ Vor Beginn des Projekts deutlich machen, ob eine Bezahlung oder eine Aufwandsentschädigung für die Senioren möglich ist

■ Rolle eines Kinderbetreuers oder Hilfs-Erziehers

Fallbeispiel
*Frau Maier leitete vor ihrer Pensionierung einen Kindergarten. Nach einem biografischen **Ansatz** ist es durchaus vorstellbar, dass sie dieser Tätigkeit noch nachkommt. So unterstützt Frau Maier auch als Heimbewohnerin auf eigenen Wunsch hin und entsprechend ihrer Belastungsfähigkeit gelegentlich und für kurze überschaubare Zeiträume einen benachbarten Kindergarten. Sie hilft bei der Gestaltung von Festen oder bestimmten Projektthemen mit.*

Außerdem existieren in den USA Programme, in denen alte Menschen die Rolle eines Kinderbetreuers oder Hilfs-Erziehers übernehmen. Meist sind diese Programme z. B. an bestehenden Einrichtungen der Kinder- und Jugendhilfe, an Schulen, Krankenhäusern, Familienunterstützungszentren, Bibliotheken angeschlossen und werden dort initiiert.

Seltener sind Programme, in denen alte Menschen sich um Kinder mit speziellen Problemen, z. B. „crack babys in hospital maternity wards", kümmern.

An allen diesen Programmen nehmen Kinder im Alter von 1 bis 12 Jahren teil. Die alten Menschen müssen gesund und mobil sein, wobei auch ältere Menschen mit leichteren körperlichen Einschränkungen an solchen Programmen teilnehmen.

Die Hilfs-Erzieher-Programme sind mit verantwortungsvollen, mobilen, belastbaren Bewohnern aus Seniorenwohn- und Pflegeheimen realisierbar.

2

Folgende Ziele verfolgt das Hilfs-Erzieher-Programm (Typ 1c):

Die **alten Menschen**
- genießen es, von den Kindern als auch vom Personal der Einrichtungen gebraucht und geschätzt zu werden
- können im Einzelfall – wenn sie ein Honorar für ihre Hilfstätigkeit erhalten – die eigene ökonomische Lage ein wenig verbessern

Die **Kinder**
- erleben die alten Menschen als Unterstützung in der Einrichtung
- erfahren etwas über das Altern, sind dadurch besser darauf vorbereitet, mit dem Altern ihrer Großeltern und später ihres eigenen Alterns umzugehen.

Das **Personal der Kinderbetreuungseinrichtung** profitiert von der zusätzlichen Anwesenheit der alten Menschen und den speziellen Fähigkeiten und Perspektiven, die die alten Menschen mitbringen.

 Tipps für die Praxis
- Konzept zur Gewinnung, Vorbereitung und Begleitung der älteren Helfer entwickeln
- Enge Kooperationen zwischen den sehr unterschiedlichen Organisationen (Kinderzentren, Familienunterstützungszentren und Seniorenheime) anstreben
- Koordinator für das Programm bestimmen
- Ältere Teilnehmer auf die speziellen Probleme der Kinder oder Jugendlichen der jeweiligen Einrichtungen eingehend vorbereiten („training")
- Frage der Honorierung der Senioren vorab klären

2

■ Rolle eines „reifen Freundes"

Senioren, die die Rolle eines „reifen Freunds" übernehmen, unterstützen berufstätige Eltern, mit denen sie nicht verwandt sind. Hierzu gehören z. B. so genannte **Telefon-Beruhigungs-Programme** und **Familien- oder Kinder-Unterstützungsprogramme.** Diese bedeuten, dass die Senioren zu vorher vereinbarten Zeitpunkten bei den Kindern oder Jugendlichen, deren Eltern berufstätig sind, anrufen. Manchmal besuchen sie sie auch im Privathaushalt oder in der Familie. Sie stehen den Kindern oder Jugendlichen als **Ansprechpartner** zur Verfügung.

Die Eltern fühlen sich entlastet, wenn sich außer ihnen noch eine weitere Person (Ersatz-Oma, Ersatz-Oma) zumindest telefonisch um die Kinder kümmert.

Hierbei ist vor allem an Kinder im Schulalter gedacht. Diese Kontakte können auch ausschließlich telefonisch oder per E-Mail ablaufen.

 Gerade an einem solchen Telefon- oder E-Mail-Programm könnten sogar stärker pflegebedürftige Senioren auf eigenen Wunsch hin problemlos und ohne großen Aufwand teilnehmen.

Folgende Ziele verfolgt das „Reife-Freund-Programm" (1d):
- Der Gewinn besteht vor allem darin, dass die Isolation und die Ängste der Eltern, der **Kinder und Jugendlichen** reduziert werden und ein erhöhtes Sicherheitsgefühl möglich ist.
- **Die Älteren** erhöhen ihre Lebenszufriedenheit, ihr Gefühl, gebraucht zu werden, ihre Selbstwertgefühle und bauen Beziehungen zu den Jungen auf. Sie erfahren viel über den Lebensalltag der jungen Familien, der Kinder, über die Sorgen und Nöte der Kinder und Jugendlichen.

2

🦫 Tipps für die Praxis

▶ Koordinator bestimmen
▶ Alte Menschen gewinnen und auf deren Eignung hin prüfen, z. B. aus einer Kommunalbehörde oder einer Pfarrei oder einem Familienzentrum
▶ Geeignete Senioren und passende Familien aussuchen
▶ Einzelgespräche mit den drei beteiligten Generationen (Kinder bzw. Jugendliche, Eltern, Ersatz-Omas bzw. -Opas) führen, um Vertrauen aufzubauen und sich näher kennen zu lernen
▶ Eingehend prüfen, ob die potentiellen Partner auch wirklich zusammenpassen
▶ In den Heimen die technischen Voraussetzungen, z. B. Telefonleitungen, Internetanschlüsse, bereitstellen

■ Rolle eines Trainers

Fallbeispiel

Frau Stein, eine pensionierte, völlig vereinsamte Ballettlehrerin, die sich ihre Liebe zum Ballett bewahrt hat, lädt einmal pro Woche ballettbegeisterte Jugendliche ins Seniorenwohn- und Pflegeheim ein. Die Jugendlichen lassen sich alte Ballettfotos zeigen, sehen sich Filme über Ballettaufführungen an, stöbern in alten Ballett-Büchern. Vielleicht kann die Ballettlehrerin mit den Jugendlichen sogar den Gymnastik-Raum des Seniorenwohn- und Pflegeheims nutzen und ihnen Grundkenntnisse vermitteln.

Herr Huber, ein hochbetagter Fußballtrainer, der Zeit seines Lebens im Verein aktiv war, lebt jetzt im Seniorenwohn- und Pflegeheim. Er kann sich nur noch im Rollstuhl fortbewegen. Gerne erinnert er sich an seine aktiven Zeiten, hat viele Fotos und Zeitungsausschnitte über seine Aktivitäten gesammelt. Zwei fußballhistorisch interessierte Gymnasiasten besuchen ihn regelmäßig, lassen sich viel über seine Fußball-Trainer-Zeit, seine Taktiken und Anekdoten erzählen. Sie berichten ihm über heutige Fußballspiele und sehen sich gemeinsam Fußballspiele im Fernsehen an. Hin und wieder fahren sie zusammen zu einem Fußballspiel, wenn es sein gesundheitlicher Zustand zulässt. Dort erläutert er ihnen wichtige Spieltaktiken und Strategien.

Als letzte Rolle, die alte Menschen in amerikanischen Programm-
modellen einnehmen, die auf eine Unterstützung der Kinder und
Jugendlichen durch die alten Menschen abzielen, wird die des
„Coaches" (Trainer) genannt. Dieses Modell beinhaltet zwar Ele-
mente der Mentoren- und der Tutoren-Programme, zielt aber vor
allem auf die Entwicklung **spezieller Fähigkeiten** und Talente ab,
die die Senioren besitzen. Solche älteren Trainer unterstützen das
Lernen und die Entwicklung von Fähigkeiten der Jungen, vor allem
bei Sportaktivitäten und bei Spielen.

Für die Senioren bedeutet dies, sich einer Aktivität widmen zu
können, die ihnen viel bedeutet, die sie aber selbst nicht mehr in
Wettbewerben oder auf Vorführungsniveau ausüben können. Sie
können ihren Kenntnisstand und ihre Begeisterung für ihr Lebens-
werk mit den ebenfalls begeisterten Jungen teilen.

Die Schüler profitieren von dieser Leidenschaft und entwickeln dadurch ihre Fähigkeiten weiter.[21]

Wir müssen uns immer wieder die **Variabilität des Alterns** bewusst machen. Die im Kapitel 2.2.1 vorgestellten Programmtypen und
Rollentypen sind für Senioren, die in Heimen leben, oft schwer(er)
vorstellbar. Wie anhand der Beispiele dargelegt, können dennoch
einzelne hochbetagte, evt. sogar pflegebedürftige oder psychisch erkrankte Heimbewohner in solche generationsübergreifenden Projekte integriert werden. Die Mitarbeiter der Heime müssen auf die
einzelnen Heimbewohner eingehen und intergenerative Angebote
auf die interessierten Senioren, deren Wünsche, Bedürfnisse, Interessen und physische und psychische Fähigkeiten und Einschränkungen zuschneiden.

Folgende **Ziele** verfolgt das „Trainerprogramm" (Typ 1e):
Der **Heimbewohner**, der auf Wunsch seine Kenntnisse nochmals
(in evt. veränderter Form) vermitteln kann,
- erfährt einen enormen Zuwachs an positiven Selbstwertgefühlen
- verringert seine Isolation
- erfährt ein Stück weit das Leben Menschen jüngerer Generationen
- übt seine kognitiven Fähigkeiten und erhält sie somit aufrecht.
Die **Kinder oder Jugendlichen**
- erhalten einen Einblick in die Biografie eines alten Menschen

- erfahren von seinen Berufs- und Lebensweg
- erleben lebendige Geschichte
- können sie sich Kenntnisse in spielerischen oder sportlichen Disziplinen aneignen.

Freundschaften zwischen Jung und Alt können sich aus einem solchen Projekt durchaus entwickeln.

 Tipps für die Praxis

▶ Ansprechpartner im Heim bestimmen
▶ Nach eingehender Kenntnis der Biografie und Interessen der Bewohner herausfinden, welche der Bewohner gerne frühere Berufsfertigkeiten (evt. in veränderter, auf die körperlichen Einschränkungen hin adaptierter Form – siehe obiges Beispiel) an Kinder oder Jugendliche weitergeben möchten
▶ Kooperationspartner aus der Schule ausfindig machen und geeignete Schüler finden
▶ Schüler auf die außergewöhnliche Situation im Heim vorbereiten
▶ Bei Rückfragen zur Verfügung stehen.
▶ Frage des Honorars für den Heimbewohner und gegebenenfalls auch für die Jugendlichen (Beispiel: Jugendliche begleiten auf ein Fußballspiel) klären
▶ Projekt für Verbesserungen bei Folge-Projekten auswerten

2.2.2 Kinder oder Jugendliche helfen alten Menschen

Der nächste Programmtypus ist für die meisten Senioren, die pflegebedürftig sind, körperliche und bzw. oder hauswirtschaftliche Hilfe benötigen und bzw. oder in Heimen leben, besser vorstellbar. Amerikanische Forscher unterscheiden beim zweiten Programmtypus („Kinder oder Jugendliche helfen oder unterstützen alte Menschen") drei verschiedene Formen je nach den **Rollen,** die die jungen Menschen übernehmen:

- Besucher (Typ 2a)
- Begleiter oder Helfer (Typ 2b)
- Lehrer (Typ 2c)

■ *Rolle eines Besuchers*

In den USA besuchen Kinder oder Jugendliche in so genannten „friendly visiting programs" pflegebedürftige alte Menschen oder wirken bei sozialen Aktivitäten im Heim mit. Neben persönlichen Besuchsprogrammen, gibt es auch Programme mit Telefon-, Brief- (so genannte „pen-pal-programs") oder E-Mail-Kontakten zwischen Jung und Alt.

Derartige **Besuchsprogramme** beziehen Kinder und Jugendliche aller Altersgruppen ein, wobei die Besuchszeiten und die gemeinsamen Aktivitäten je nach den Bedürfnissen, Interessen und Einschränkungen der jungen und alten Menschen variieren.

Solche Besuchsprogramme sind in Deutschland ebenso in der stationären Altenhilfe in vielerlei Formen etabliert. Die Treffen finden in den USA und in Deutschland sowohl in **Einzelkontakten** als auch – vor allem **in Heimen** – in **Gruppenaktivitäten** statt. Bei den Gruppenaktivitäten kommt es zu gemeinsamen Festen, Spielen, Vorleseaktionen, Diskussionen, künstlerischen, handwerklichen, sportlichen oder musikalischen Aktivitäten oder gemeinsamen Ausflügen. Jugendliche kommen im Rahmen von Unterrichtseinheiten der Schule ins Seniorenwohn- und Pflegeheim.

Allerdings sind bisher in der deutschen stationären Altenhilfe **längerfristige Kontakte** zwischen einzelnen Senioren und einzelnen Kindern oder Jugendlichen, bei denen Beziehungen aufgebaut werden können und ein echtes Miteinander der Generationen und ein intergenerativer Austausch entstehen kann, eher die **Ausnahme**.

 Für längerfristige intergenerative Projekte fehlen in den Heimen oft die personellen Ressourcen. Hier wären Verbesserungen dringend erforderlich.

Folgende **Ziele** verfolgt das „Besucher-Programm" (Typ 2c):

Die **jungen Menschen**
- profitieren mit einem gestiegenen Selbstwertgefühl, dem Gefühl, von den Senioren gebraucht zu werden und etwas bewirken zu können
- entwickeln mehr Verbindung zu ihrer Gemeinde, wo das Projekt lokalisiert ist
- erfahren etwas über die Kultur und Geschichte der hochbetagten Senioren und über das Altern
- erhalten einen Einblick in das Leben im Seniorenwohn- und Pflegeheim.

Die **Senioren**
- profitieren mit einem gestiegenen Selbstwertgefühl, weniger Angst- und Isolationsgefühlen durch den Kontakt mit einer jüngeren Person oder mehreren jungen Menschen.
- haben außerdem die Gelegenheit, ihre Lebenserfahrung und Kultur mit Jungen zu teilen, und verbessern ihre Lebenszufriedenheit.

Tipps für die Praxis
- ▶ Koordinator bestimmen
- ▶ Schulen oder Jugendgruppen und die Senioreneinrichtungen vernetzen
- ▶ Interessierte Kinder oder Jugendliche und Senioren finden
- ▶ Eingehende Vorbereitung der Kinder und bzw. oder Jugendlichen auf das Altern, die Variabilität des Alterns, Alterserkrankungen und das Leben im Heim, besonders wenn stärker pflegebedürftige Senioren oder psychisch erkrankte, z. B. dementiell erkrankte Senioren, einbezogen werden
- ▶ Nach jedem Treffen ein Rückmeldegespräch mit den Senioren führen
- ▶ Bei Rückmeldegesprächen mit den Kindern die aktuellen Eindrücke und Erlebnisse aufarbeiten und erklären, um nicht eine Ablehnung oder Missverständnisse vorzuprogrammieren

2

■ Rolle eines Begleiters oder Helfers

Fallbeispiel
Als spezielles Programm in den USA führen McCrea und Smith das
„service learning" auf. Dazu gehören z.B. „Geschichtsprogramme", also
Programme, bei denen Schüler oder Studenten ihre neu erworbenen
Zeitgeschichte-Kenntnisse in Gesprächen und Diskussionen mit
Älteren austauschen und reflektieren können. Die Senioren berichten
mündlich Ereignisse aus ihren Biografien („oral history programs"). So
ergänzen sie die geschichtlichen Kenntnisse der Jugendlichen mit
persönlichen Lebensgeschichten und Einzelschicksalen. Die Facetten
des Lebens zu bestimmten geschichtlichen Abschnitten in bestimmten
sozialen Kontexten und gesellschaftlichen Schichten werden für die
jungen Menschen deutlich.

Die Jugendlichen übernehmen in diesem speziellen Programm die
Rolle des Gefährten der Senioren, die Zeitgeschichte lebendig und
vielgestaltig werden lassen.

Die Ergebnisse der Hilfsprogramme für die jungen und alten Teilnehmer sind ähnlich wie bei den Besuchsprogrammen, wobei für
die **jungen Menschen** die Praktika oft zu ihren Ausbildungen und
Studiengängen gehören. Sie haben also einen unmittelbaren Nutzen
für das Fortkommen in ihrer Ausbildung.

Bei dem vorgestellen „oral history program" können die **alten
Menschen** sich, wenn sie dies wünschen, nochmals mit einzelnen
Ereignissen aus ihrer Biografie beschäftigen, evt. kommt es sogar
zu einer positiven **Lebens-Rückschau.** Die Senioren vermitteln
den Jugendlichen erlebte Geschichte und Lebensgeschichten. Bei
dieser Sonderform eines **Erinnerungsprojektes,** bei dem es vor allem darum geht, die Geschichtskenntnisse der Jungen zu erweitern, ist zu bedenken, dass die alten Menschen sehr viel von sich
preisgeben. Die Beschäftigung mit der eigenen Lebensgeschichte
kann für die alten Menschen sehr schön, für manche aber auch
sehr schmerzhaft sein. Hier müssen unbedingt Diplom-Sozialpädagogen, die schon an Erinnerungsprojekten mitgewirkt haben
oder Diplom-Sozialgerontologen als **professionelle Begleiter** tätig
sein.

2

Bei Programmen, in denen die Kinder oder Jugendlichen die Rolle eines „Begleiters oder Helfers" übernehmen, geht es vor allem darum, dass die Jugendlichen den alten Menschen im Vollzug ihrer täglichen Lebensaktivitäten innerhalb oder außerhalb von **Organisationen** wie Heimen oder Kliniken o. Ä.

In Deutschland übernehmen Jugendliche solche Rollen im Rahmen des Zivildienstes, des Freiwilligen Sozialen Jahres, Schulpraktika, z. B. Fachoberschulpraktikum im Sozialen Zweig in Bayern, Hochschulpraktika, z. B. im Rahmen eines Medizinstudiums oder eines (Fach-) Hochschulstudiums für Sozialpädagogik bzw. Sozialarbeit oder des Firm- oder Konfirmandenunterrichts.

Tipps für die Praxis

- Professionellen Begleiter, z. B. Sozialpädagoge, Lehrer, bestimmen, der die Vorbereitung, Begleitung und Auswertung der Projekte übernimmt
- Schüler aus den oberen Klassen der Gymnasien und Realschulen einbeziehen, da an die jungen und alten Teilnehmer hohe Anforderungen gestellt werden
- Intensive Vorbereitung der jungen Menschen und fachliche Begleitung z. B. Supervision, Praxisanleitung während des Zeitraums ihrer Tätigkeit bei den Senioren
- Senioren die Gelegenheit geben, über ihre Erfahrungen mit den jungen Menschen sprechen zu können
- Gegebenenfalls den Senioren bei Kommunikationsproblemen mit der jüngeren Generation Unterstützung anbieten
- Falls therapeutische Hilfe für die Senioren in der Aufarbeitung ihrer Biografie nötig wird, sofort an entsprechende Therapeuten, die life-review-Kenntnisse besitzen, weitervermitteln
- Klären, ob für die Senioren und bzw. oder die Jugendlichen ein Honorar oder eine Aufwandsentschädigung zu erwarten ist

Rolle eines Lehrers

Fallbeispiel
Herr Huber und Herr Maier, zwei hochbetagte Herren, die sich schon immer für technische Neuerungen interessierten und in ihrem

2

früheren Privathaushalt einen Computer besaßen, mussten aufgrund körperlicher Einschränkungen in ein Seniorenwohn- und Pflegeheim einziehen. Sie sind daran interessiert, von den Jugendlichen des nahe gelegenen Gymnasiums in den Umgang mit dem Internet eingeführt zu werden. Die Sozialpädagogin des Seniorenwohn- und Pflegeheims stellt einen Kontakt zum Schulleiter des Gymnasiums her, knüpft einen engeren Kontakt zu einem Verbindungslehrer. Geeignete Schüler werden ausfindig gemacht, Sponsoren gefunden und ein Computer mit Internetanschluss wird in einem Appartement des Heims eingerichtet. Die Jugendlichen kommen einmal pro Woche zum gemeinsamen Lernen. Hinterher findet ein kurzes Gespräch mit der Sozialpädagogin des Heims und dem Lehrer statt, so können Missverständnisse von vornherein ausgeräumt werden. Auch die Senioren wenden sich regelmäßig an die Sozialpädagogin und den Lehrer. So könnten technische Fragen, praktische Probleme, aber auch Kommunikationsschwierigkeiten zwischen Jung und Alt gleich im Vorfeld angegangen werden.

Eine beachtenswerte Variante findet sich in den USA, wenn **junge Menschen als Lehrer** für die Älteren auftreten. Hierzu sind z. B. „Computerprogramme" oder „Literaturkurse" zu rechnen. Solche Projekte finden in Deutschland in der Regel im Rahmen der Seniorenbildungsarbeit mit aktiven Senioren statt, die noch in ihren Privathaushalten leben.

Folgende **Ziele** verfolgt das „Lehrer"-Programm (Typ 2c):

Die **jungen Menschen**
- können ihr eigenes Lernen durch die Teilnahme an einem solchen Programm verbessern
- erfahren den Wert des lebenslangen Lernens, erleben ein gesteigertes Selbstwertgefühl und verbessern sich in ihren Fähigkeiten, anderen Wissen zu lehren und zu präsentieren.

Die **Senioren**
- erweitern ihre Wissensbestände, erleben Kontakte mit jüngeren Menschen
- erhalten einen Einblick in deren Lebenswelt

- verbessern ihre Lebenszufriedenheit
- werden in ihren kognitiven Fähigkeiten anregt.

Tipps für die Praxis

▶ Möglichst einen Sozialpädagogen des Heims, Lehrer, Vertreter einer Gemeinde oder zwei kooperierende Partner der genannten Berufsgruppen die vorbereitenden, organisatorischen und koordinatorischen Aufgaben übernehmen lassen. Solche Programme erfordern immer eine **persönliche Interaktion** zwischen den jungen und alten Menschen

▶ Gelder, z. B. über Sponsoren oder Spender, bereitstellen. Hier wäre zu überlegen, ob die Jugendlichen für die Vermittlung ihrer Kenntnisse nicht mit einem Honorar zu belohnen sind

2.2.3 Kinder oder Jugendliche und alte Menschen helfen anderen

Jedes soziale Projekt kann in ein intergeneratives verwandelt werden, wenn der Schwerpunkt auf das Miteinander der Generationen gelegt wird. Alte und junge Menschen verwirklichen in einem Team ein **gemeinsames Ziel.** Zu den amerikanischen Programmen mit der Zielrichtung „Kinder oder Jugendliche und alte Menschen helfen anderen" gehören z. B.

- Stadtverschönerungsprogramme, Stadt- oder Gemeindeplanungsprogramme
- Besuchsprogramme
- anwaltschaftliche Programme
- politische Programme.

Zu den **Stadtverschönerungsprogrammen** gehören Gartenprojekte, Müllentfernungsprojekte, „outdoor conservation projects", z. B. Spielplatzgestaltung, Gestaltung von Räumen oder der Umgebung von Seniorenwohn- und Pflegeheimen oder Kindereinrichtungen. Zunehmend an Bedeutung gewinnt die „Horticultural Therapy" in der intergenerativen Arbeit in den USA.[21]

(Kräuter)Gärten mit Hochbeeten, die Bewohner selbst bepflanzen können, finden sich auch in Heimen in Deutschland. Diese Möglichkeit therapeutisch und intergenerativ stärker zu nutzen, sollte auch in Deutschland eine Aufgabe für die Zukunft sein.

■ Politische Zusammenschlüsse

Bei den **Kommunalplanungs-Programmen** schließen sich Jung und Alt zu Komitees zusammen, um Nachbarschafts- oder Gemeindeprobleme anzugehen, darüber Informationen zu sammeln, Lösungen zu entwickeln und politisch durchzusetzen. Diese Programme erfordern sehr wenig externe Unterstützung, sofern aktive Senioren einbezogen sind.

Das Hauptergebnis eines solchen Programms besteht darin, dass sich ein **politischer Zusammenschluss** aus jungen und alten Menschen aktuelle Gemeinde- bzw. Stadtprobleme zu Eigen macht und Lösungen entwickelt. In der Regel sind solche Zusammenschlüsse sehr durchsetzungsfähig, gerade weil sie generationsübergreifend agieren. Die Senioren (re)aktivieren die Fähigkeit, Probleme durch Forschung und Analyse anzugehen, die jungen Menschen erfahren den Wert von Forschung, Analyse, Kommunikation und Konsensbildung. Beide Altersgruppen fühlen sich durch die Erfahrung, gemeinsam wichtige Probleme der „realen" Welt zu lösen, bestärkt.

Auch Bewohner aus der stationären Altenhilfe könnten an solchen Programmen mit der Zielrichtung „Kinder oder Jugendliche und alte Menschen helfen anderen", z. B. amerikanische Stadtverschönerungsprogramme, Stadt- oder Gemeindeplanungsprogramme, Besuchsprogramme, „intergenerational advocacy"-Programme und politische Programme, beteiligt werden. Vorstellbar sind z. B. Projekte, bei denen sich Schüler und hochbetagte Heimbewohner für Umbaumaßnahmen im Stadtteil einsetzen.

2

■ Besuchsdienste

Bei den **Besuchs-Programmen** besuchen Teams von jungen und alten Menschen pflegebedürftige alte Menschen. Es sind hier also **drei Generationen** (junge Menschen, junge Senioren und hochbetagte Senioren) involviert.

Besuche in Krankenhäusern, Obdachloseneinrichtungen, bei AIDS-Patienten und in Einrichtungen, die Kinder mit speziellen Bedürfnissen versorgen, sind ebenfalls vorstellbar. Hier ergibt sich ein **spezieller Synergieeffekt,** der sich zwischen den beiden Team-Mitgliedern entwickelt, wenn sie zusammen einen Hilfsbedürftigen unterstützen können. Die pflegebedürftigen Hilfeempfänger profitieren ebenfalls von diesem Synergieeffekt und genießen die doppelte Aufmerksamkeit. Außerdem erleichtern solche Formen die Unterhaltung, es lassen sich durch mehrere Beteiligte mehr Ideen für Aktivitäten entwickeln. Ferner können die Erfahrungen zusammen reflektiert und verarbeitet werden.

Beschreibungen solcher Besuchsprogramme sind bisher in Deutschland noch selten veröffentlicht. Gerade in der stationären Altenhilfe könnten diese Besuchsprogramme erfolgreich etabliert werden. So würden Kinder oder Jugendliche mit jungen und alten Senioren zusammentreffen. Eine differenzierte Wahrnehmung von **Alternsprozessen** durch die Kinder oder Jugendlichen wäre zu erreichen.

Wissenschaftliche Studie
In den USA beschäftigt sich die intergenerative Forschung viel mit alten Menschen aus „day-care-centers" (Tagespflegeeinrichtungen). So wurde z.B. eine Analyse der intergenerativen Aktivitäten mit Vorschulkindern und drei Gruppen von alten Menschen („Frail-Community-living And Alzheimer's") vorgenommen. Die Studie belegt, dass mit allen drei Gruppen Interaktionen möglich sind, diese aber von ihrem Anspruch und dem zeitlichen Umfang gut auf die jeweiligen Zielgruppen angepasst werden müssen.[23] Dieser wichtige Hinweis der Studie gilt nach Auffassung der Autorin auch für intergenerative Begegnungen im stationären Setting, deshalb wurde er hier mit aufgenommen.

■ Lokale und nationale Themen

Die „intergenerational advocacy"-Programme stehen in engem Zusammenhang mit den politischen Programmen oder Kommunalplanungs-Programmen. Hier geht es um lokale oder nationale Themen, die mit Bedürfnissen einer der beiden beteiligten Altersgruppen in Zusammenhang stehen. Beispiele sind die politische Durchsetzung und Unterstützung für Erholungszentren oder Senioren-Hilfsdienste. Nationale Themen schließen erziehungs- oder gesundheitspolitische Fragen ein.

Die älteren und jüngeren Teilnehmer sind aus einem besonderen Grund (vermutlich aus einer persönlichen Betroffenheit heraus) dem Projekt stark verpflichtet. Diese Programme sind z. B. in Privatwohnungen der Teilnehmer oder in Gemeindezentren, Gemeindebüros angesiedelt. Die Aktivitäten beinhalten eine Datensammlung, Aufbereitung und Verteilung des öffentlichen Materials, Medienkontakte, Lobbying und Vorstellung bei Regierungsanhörungen. Dementsprechend sind z. B. Personen des politischen Lebens oder Anwaltsgruppen tätig.

Wenn Bewohner aus Seniorenwohn- und Pflegeheimen gesundheitlich nicht zu sehr beeinträchtigt und interessiert an der Lösung aktueller Probleme auf kommunal-, landes- oder bundespolitischer Ebene sind, können sie in solche intergenerativen Projekte integriert werden.

3

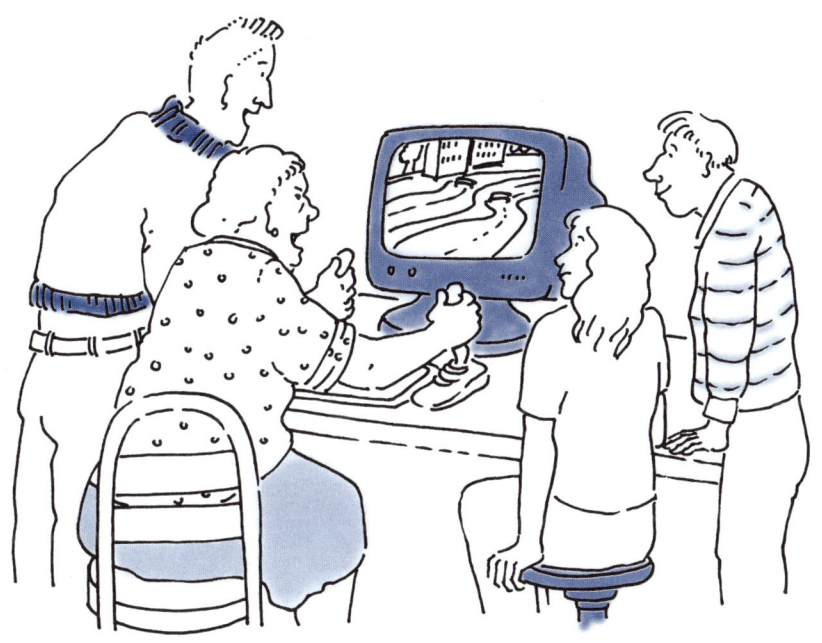

Kommunikationsfördernde
Medien und Aktivitäten

Wenn Kinder, Jugendliche und Senioren aus einem Wohn- und Pflegeheim zum ersten Mal zusammentreffen, kommt nicht immer sofort ein Gespräch zustande. Kommunikationsfördernde Medien, z. B. Computer, Internet, Video, Fotoapparate oder kommunikationsfördernde Aktivitäten, z. B. Theaterspielen, Kochen, Backen, Geschichtswerkstatt, Erzählen im Erzählcafé werden nötig.

Ein kommunikationsförderndes Medium oder eine kommunikationsfördernde Aktivität in der Gruppenarbeit

- knüpft immer an die Biografie und an die Interessen der jungen und alten Menschen des Projekts an
- orientiert sich an den Fähigkeiten der Teilnehmer
- berücksichtigt die Einschränkungen der jungen und alten Mitwirkenden und hilft, anfängliche Kommunikationsbarrieren abzubauen.

Über gemeinsame Interessen finden junge und alte Menschen leichter zusammen, sie können sich darüber austauschen. Bei kontinuierlichen generationsübergreifenden Kontakten tritt das Medium oder die Aktivität im Laufe der Zeit in den Hintergrund, die Altersgruppen interessieren sich mehr für die gesamte Lebenswelt der jeweils anderen Generation. Sie tauschen sich auch über Einzelheiten ihres alltäglichen Lebens und über die Vergangenheit aus, über ihre Freuden, Sorgen und Nöte. Sie beginnen von sich zu erzählen.

■ Intergenerative Projekte in der stationären Altenhilfe

Auch in diesem Kapitel bleibt wieder der Fokus der stationären Altenhilfe erhalten, denn, wie die Literaturrecherche zeigt, werden alte Menschen aus Seniorenwohn- und Pflegeheimen bisher noch sehr selten in intergenerative Projekte einbezogen. Selbstverständlich sind viele der Projekte auch für Kinder bzw. Jugendliche und Senioren, die nicht in Heimen leben, realisierbar. Jedes Projekt muss immer auf die einzelnen **Projektteilnehmer,** ihre Biografien, ihre Interessen, ihre Kompetenzen und ihre Einschränkungen hin ausgerichtet werden und diese Faktoren berücksichtigen. Außerdem sind bei jedem Projekt z. B. die räumlichen, zeitlichen, moti-

vationalen, professionellen Ressourcen (berufliche Ausbildungs-
voraussetzungen, Hochschulstudium, Weiterbildungen, Berufser-
fahrung) der **Projektleiter** zu berücksichtigen (☞ Kap. 6).

■ *Generationenarbeit in Bayern*

Im September 1999 fand in Tutzing bei München eine Fachkonferenz zum Thema „**Erstes, zweites, drittes Lebensalter – Perspektiven der Generationenarbeit**" statt. Die Tagung wurde vom Staats-
institut für Familienforschung an der Universität Bamberg (ifb),
dem Bayerischen Staatsministerium für Arbeit und Sozialordnung,
Familie, Frauen und Gesundheit (StMAS) und der Akademie für
Politische Bildung in Tutzing veranstaltet mit dem Ziel, „Genera-
tionenforschung mit praktischer Generationenarbeit" zusammenzubringen. Bei dieser Tagung wurde das große Spektrum moderner
Generationenarbeit in Bayern offensichtlich.

■ *Dialog der Generationen*

Auf Bundesebene in der Konzertierten Aktion Bundes Innovationen (KABI) „**Dialog der Generationen**" des früheren Bundesministeriums für Familie, Senioren, Frauen und Jugend (BMFSFJ, 1994
bis 1997) wurden folgende Rubriken für die vorgestellten generationenübergreifenden Projekte gewählt: „Miteinander Reden –
voneinander Lernen", „Miteinander spielen", „Gemeinsam erleben
bzw. Lebensräume erschließen", „Gemeinsam handeln", „Gemeinsam leben", „Einander helfen". Betrachtet man die intergenerativen,
außerfamiliären Projekte der Kampagne „Dialog der Generationen", so fällt auch hier das enorme Spektrum an gemeinsamen
Aktionen und Zusammenkünften zwischen Jung und Alt in
Deutschland auf.[24]
Die meisten aller im Laufe der Kampagne genannten **außerfamiliären Projekte** mit Kindern oder Jugendlichen und Heimbewohnern ermöglichen häufigere Treffen zwischen Heimbewohnern
und Kindern oder Jugendlichen, d. h. wöchentliche oder zumindest
monatliche. Kontinuierliche intergenerative Projekte fördern die
außerfamiliären Generationenbeziehungen mehr als einmalige

Aktionen, die oft an den Bedürfnissen von Jung und Alt vorbeigehen.

Ein fester zeitlicher Rahmen mit regelmäßigen Treffen, definiertem Projektablauf und hoher Motivation ist ein Kennzeichen dieser vorgestellten generationenübergreifenden **Begegnungsformen.** Wenn Kontakte zwischen Kindergärten und (Pflege)Heimen stattfinden, befindet sich der Kindergarten in der Regel auf dem gleichen Gelände wie das Heim oder beide Einrichtungen gehören zum gleichen Träger.

Günstige infrastrukturelle Bedingungen können intergenerative Projekte fördern.

■ Unterstützung durch die Sozialpolitik

Eine **sozialpolitische Förderung** kann intergenerative Aktivitäten anregen und bzw. oder unterstützen. Die enorme Anzahl von 351 Projekten bzw. von immerhin 26 außerfamiliären, intergenerativen Projekten, die alte Menschen aus Heimen und Kinder oder Jugendliche einbeziehen, der Kampagne „Dialog der Generationen", verdeutlicht dies. Dazu gehören:

- **kontinuierliche Fortbildungen** über Möglichkeiten und Grenzen intergenerativer Arbeit für interessierte Projektleiter durch Spezialisten in Generationenarbeit mit entsprechender intergenerativer Praxiserfahrung, z.B. Diplom-Sozialpädagogen, Diplom-Pädagogen, Diplom-Sozialgerontologen, Diplom-Soziologen
- **wissenschaftliche Begleitung** und Auswertung einzelner generationsübergreifender Projekte (Projektforschung an Fachhochschulen, Hochschulen und Forschungsinstituten)
- **Veröffentlichung der Forschungsergebnisse** und die finanzielle Förderung einzelner ausgewählter Projekte

Intergenerative Arbeit in Deutschland könnte neue Impulse bekommen mittels einer gezielten sozialpolitischen Unterstützung.

Die folgenden Kapitel (3.1. bis 3.10.) orientieren sich an der Einteilung der Kampagne „Dialog der Generationen" und stellen wegweisende Projekte aus dieser Kampagne oder andere generationsübergreifende Initiativen vor. Neben schon durchgeführten Projekten werden auch Projektbeispiele für hochbetagte Heimbewohner und Kinder oder Jugendliche entworfen, die sich an Projektmodellen von aktiven Senioren orientieren.

3.1 Gemeinsames Erleben des Alltags

Zu dieser Gruppe sind vor allem **Jung-und-Alt-Wohnprojekte,** z. B. Mehrgenerationenhäuser, zu rechnen, die sich in Deutschland in vielen Städten etabliert haben. Nachdem der Fokus dieses Buches auf der intergenerativen Arbeit mit Heimbewohnern und Kindern oder Jugendlichen liegt, kann hier nicht näher auf solche Wohnprojekte eingegangen werden.

■ Gemeinsame Zeit

Außerdem können auch Projekte hier eingeordnet werden, bei denen Jung und Alt viel Zeit zusammen verbringen, obwohl sie nicht zusammen wohnen. Diese Alt-und-Jung-Projekte zeichnen sich durch einen **engen Kontakt** zwischen alten Menschen und Kindern oder Jugendlichen aus. So befinden sich Wohn- und Lebensraum der Senioren in unmittelbarem Umfeld eines Kindergartens oder einer Schule. Dementsprechend nutzen Mitarbeiter der jeweiligen Einrichtungen dieses Potential und unterstützen intergenerative Kontakte, Begegnungen und regelmäßige Treffen. Meist werden unterschiedliche **kommunikationsfördernde Medien** eingesetzt, die sich aus dem Alltag ergeben: Kinder und Senioren treffen sich im Garten, pflanzen neue Beete an oder feiern jahreszeitliche Feste. Manchmal ergeben sich auch feste Gruppen mit einem gemeinsamen Interesse, z. B. Kochgruppe, Erzähltreffpunkt.

 Tipps für die Praxis

▶ Jungen und alten Menschen **Rückzugsräume** offen halten. Nicht rund um die Uhr werden intergenerative Kontakte und Begegnungen von Jung und Alt gewünscht

▶ Treffen oder gemeinsame Aktionen von Jung und Alt gezielt auswählen, vorher vereinbaren und regelmäßig stattfinden lassen

■ **Beispiele aus der Praxis**

Folgende Beispiele geben einen Einblick in die Interaktion zwischen alten Menschen und Kindern, die durch eine enge räumliche Nähe der Wohn- oder Aufenthaltsorte begünstigt werden kann.

Fallbeispiel
Altenheim und Kindergarten im gleichen Haus
*In der Informationsschrift des BMFSFJ KABI-Nr. 20 (1994) wird das Projekt **Augusta-Viktoria-Stift und Louise-Mücke-Stiftung in Erfurt: Alt und Jung unter einem Dach** vorgestellt.*
Das Augusta-Viktoria-Stift und die Louise-Mücke-Stiftung gehören zur evangelischen Kirche Erfurt. Im Gebäude des Augusta-Viktoria-Stifts existiert seit 125 Jahren ein Kindergarten, seit 1900 bestehen Altenheim und Kindergarten in den gleichen Räumen. Mit Prof. Dr. Müller-Schölls Unterstützung entwickeln beide Einrichtungen gemeinsam ein Konzept, das generationsübergreifende Aspekte berücksichtigt.
Die Heimbewohner haben fast täglichen Kontakt mit den Kindern, beide Generationen bewegen sich in der jeweils anderen Lebenswelt (Kindergarten – Heim). Die Senioren können jederzeit in den Kindergarten kommen, können sich aber auch wieder zurückziehen. Nach der Schule kommen auch Schulkinder im Stift vorbei. Jung und Alt lernen im Alltag voneinander. Vorurteile entstehen erst gar nicht oder werden abgebaut. Die Generation der Eltern (der Kindergartenkinder) wird miteinbezogen, es finden einmal wöchentlich Drei-Gene-

rationen-Kaffeerunden zum gemeinsamen Gespräch statt. Begegnungen zum Feiern, Singen, Musizieren, Handwerken in der Werkstatt und zu Gottesdiensten sind fest etabliert. Alte Menschen und Kinder können viel Zeit miteinander verbringen, erleben Krankheiten, Trauer, Tod gemeinsam. Manche der Seniorinnen wird zur „Wahl-Oma". Der Dialog zwischen den Generationen ist genauso ein Bestandteil des Hausangebots wie der kontinuierliche Austausch zwischen den Mitarbeitern der verschiedenen Bereiche untereinander.

3

Kindertagesstätte im Hinterhaus

Im „Louise-Mücke-Stift" ist dieser intergenerative Ansatz genauso erfolgreich in die Praxis umgesetzt worden. Hier existiert eine **Seniorenwohngemeinschaft** und im Hinterhaus eine Kindertagesstätte. Der Kräutergarten bietet sich als Treffpunkt und gleichzeitig Medium des intergenerativen Gesprächs an. Die Mitarbeiter (Altenpfleger, Erzieher) besuchen gemeinsame Seminare und erweitern ihre Kompetenzen. Aus der Projektbeschreibung wird deutlich, dass diese intergenerative Arbeit als fester Bestandteil im Alltag der Organisationen „Heim", „Seniorenwohngemeinschaft", „Kindergarten" bzw. „Schule" und im Bewusstsein der Mitarbeiter und der Eltern der Kinder etabliert ist und von einer großen Motivation aller Beteiligten getragen wird. So hat ein derartiges Projekt auch länger Bestand und entwickelt sich weiter. Dieses Projekt weitete sich sogar auf das Gemeinwesen aus, eine „Arbeitsgruppe Intergenerativer Ansatz in Erfurt" bildete sich.[25]

Gemeinsame Erlebnisse

Heimbewohner des „Caritas-Altenzentrums Paul-Hanisch-Haus" und Kinder der benachbarten Kindertagesstätte „Stockmannsmühle" in Wuppertal kommen zu verschiedenen Terminen regelmäßig (vermutlich – nach den Schilderungen – mindestens wöchentlich) zusammen: zur Tanzgruppe mit Gruppen- und Kreistänzen für beide Generationen und zur Kinder-Besuchsgruppe. Die alten Menschen treffen sich auch mit den Kindern auf dem Außenspielgelände der Kindertagesstätte. Eine Spielegruppe, eine Wandergruppe, „die lesende Oma", Gruppe zum Thema Sinneswahrnehmungen, eine Gymnastikgruppe, ein gemeinsames Frühstück im Freien und gemeinsame Feste sind geplant.[26]

3.2 Schulprojekte

Bei diesen Projekten geht die Initiative zur generationsübergreifenden Begegnung in der Regel von der Schule bzw. von einzelnen Lehrern aus. So möchte z. B. ein Schulleiter einen Kontakt zum Seniorenwohn- und Pflegeheim aufbauen. Im Lehrplan der Hauptschulen in Bayern für die 7. Klasse ist seit 1997 das Thema „Altern" vorgesehen. Hierzu bietet sich ein **intergeneratives Programm** geradezu an: Schüler kommen mit den Senioren in Kontakt, erfahren etwas über das Alter, die unterschiedlichen Formen des Alterns und können sich auch über andere Themen mit ihnen austauschen oder gemeinsamen Interessen nachgehen. Je nach Alter der Kinder oder Jugendlichen werden verschiedene Themen gewählt.

Sehr häufig beinhalten Schulprojekte auch **Erzähl- oder Vorleseprojekte.** Senioren können den Schülern etwas vermitteln und sich mit den Jungen austauschen, z. B. erzählen die Senioren aus ihrer Schulzeit, aus ihrer Kindheit oder lesen selbstverfasste Geschichten vor. Die jungen Menschen sind interessiert und neugierig, erfragen Details, so entwickeln sich intergenerative Gespräche.

■ *Vorarbeit*

Bei allen diesen Projekten ist eine umfangreiche Vorarbeit erforderlich. Oft gibt es **„Sprachprobleme",** die überbrückt werden müssen: die Senioren verstehen die Sprache der Kinder oder Jugendlichen, ihren „Jugendslang" nicht. Die Initiatoren und Vermittler bei einem solchen Projekt müssen diese **Kommunikationsbarrieren** überwinden helfen. Bei geschichtlichen bzw. Zeitzeugen-Projekten ist eine eingehende Vorbereitung der Schüler erforderlich, da die Geschichtskenntnisse der jungen Menschen vor dem Gespräch mit den Senioren ergänzt bzw. vertieft werden müssen (☞ 3.11.).

 Nur mit professioneller Vorbereitung und Begleitung kann ein intergeneratives Projekt langfristig bestehen bleiben und sich weiterentwickeln.

■ *Beispiele aus der Praxis*

Im Rahmen der Fachtagung „Erstes, zweites, drittes Lebensalter" des Staatsinstituts für Familienforschung an der Universität Bamberg (ifb), dem Bayerischen Staatsministerium für Arbeit und Sozialordnung, Familie, Frauen und Gesundheit (StMAS) und der Akademie für Politische Bildung in Tutzing im September 1999 wurde von Dr. Thomas Gunzelmann die **Nürnberger Projektreihe „Alt und Jung"** vorgestellt.

Der Appell des „Internationalen Jahres der Senioren", den „Dialog der Generationen" zu fördern, setzte man in Nürnberg engagiert um. So kooperieren dort das Seniorenamt im Sozialreferat der Stadt Nürnberg mit dem Pädagogischen Institut – Projektbüro Schule. Dabei wurden Fortbildungsveranstaltungen für Lehrkräfte, die sich mit Generationenarbeit beschäftigen, durchgeführt. Man entwickelte außerdem Unterrichtsmaterialien für Lehrer der Hauptschulen, die nach dem bayerischen Lehrplan das Thema „Altern" behandeln sollten. Hierbei geht es darum, direkte Gespräche der Schüler mit den Senioren zu ermöglichen.

Aus dieser Kooperation entwickelte sich ein Projektbüro mit mehreren Beteiligten, um weitere intergenerative Aktionen zu initiieren und zu fördern und Veranstaltungen zum Thema „Generationenarbeit" durchzuführen.

Fallbeispiel 1

Beim „Projekt Insel" entwickelten Senioren des Seniorentreffs Heilig-Geist mit Schülern neue Formen des gemeinsamen Unterrichts. Die Senioren übernahmen Zeitzeugenrollen im Geschichtsunterricht, z.B. zum Thema Nationalsozialismus, die Schüler vermittelten den Senioren Computerkenntnisse. Gemeinsame Ausflüge führten z.B. zu einer KZ-Gedenkstätte. So wurden sowohl die Anforderungen des Schulunterrichts (Geschichtsunterricht, Beschäftigung mit dem Thema Altern) als auch die Programminhalte des Seniorentreffs berücksichtigt. Das intergenerative Projekt wurde in den vorhandenen Strukturen integriert.[27]

Das „Projekt Insel" könnte auch als Erinnerungsprojekt bezeichnet werden (☞ *Kap. 3.11.). Ein solches Projekt ließe sich durchaus auch*

3

mit hochbetagten Bewohnern aus Seniorenwohn- und Pflegeheimen und Jugendlichen realisieren. Dieses Beispiel zeigt, wie wichtig die enge Kooperation der Projektinitiatoren und Projektbegleiter ist.

Fallbeispiel 2

Im „Alten- und Pflegeheim der Gustav-Werner-Stiftung in Alpirsbach"[28] besuchen 11- bis 13-jährige Schülerinnen und Schüler die Heimbewohner einmal wöchentlich zum gemeinsamen „Kasperletheaterbauen, Spielen, Backen, Musizieren und Erzählen". Die Unsicherheit gegenüber „verwirrten alten Menschen", die ebenfalls einbezogen wurden, musste erst abgebaut werden. Später kamen die Senioren sogar in den Computerraum der Schule. Das Projekt dauert von 1984 bis 1991, sollte 1995 nochmals begonnen werden.

Fallbeispiel 3

Im Projektbeispiel Nr. 78[29] kommt es mindestens einmal pro Monat zu einem Treffen zwischen Bewohnern des „Altenzentrums St. Klara in Hermeskeil in Rheinland-Pfalz" mit Schülern einer Grundschule. Im Altenzentrum werden Themen des Lehrplans besprochen und intergenerativ diskutiert, die auch die Heimbewohner interessieren, wie z.B. „Schule heute – Schule gestern", „Waschen früher – Waschen heute" oder andere Fragen des geschichtlich ausgerichteten Sachkundeunterrichts.

Fallbeispiel 4

Die jährliche Aktion des „Börsenvereins des deutschen Buchhandels" in Frankfurt („Das lesende Klassenzimmer") ist ebenfalls als Beispiel für ein intergeneratives Schulprojekt zu nennen und hat 1994 das Motto „Hey Oma, hey Opa", wobei „1249 Schulklassen" aller Schultypen mitwirkten und es in diesem Rahmen auch zu „Patenschaften zu Altenheimen" kam.[30]

3.3 Theater, Tanz, Ballett und Spiel

Wenn einzelne junge und alte Menschen Freude an Spielen, Theater, Tanz oder Ballett haben, ist das ein verbindendes Interesse zwischen den Generationen.

■ Kinderspiele

Kinderspiele eignen sich als generationenverbindendes Thema gut. So können die Senioren den Kindern oder Jugendlichen Kinderspiele aus früherer Zeit zeigen und sie mit ihnen ausprobieren. Die Kinder bringen moderne Spiele mit, auch diese werden gemeinsam gespielt. Viele Gespräche über die Spiele, die Spielgewohnheiten und die Spielkultur in früherer und heutiger Zeit ergeben sich, evt. entwickelt sich eine **intergenerative Spielgruppe** daraus.

■ Tänze

Zusammen zu tanzen kann den Dialog unter den Generationen in vielfacher Weise fördern und lässt sich auch mit interessierten Senioren aus Wohn- und Pflegeheimen ausprobieren: z. B. bieten sich Tanztees mit Musik aus den 20er-Jahren an, Jugendliche zeigen den Senioren moderne Tänze, z. B. Break-Dance, und lassen sich von den alten Menschen im Wiener Walzer unterrichten, Senioren können mit Kindern oder Jugendlichen gemeinsame Tänze einstudieren und aufführen. **Gespräche** über frühere und heutige Gewohnheiten und Bräuche beim Tanzen ergeben sich schnell.

■ Theaterspiel

Theaterprojekte bieten viele Möglichkeiten, z. B. biografische Ereignisse oder Erinnerungen der Senioren verarbeiten, eigene Jung-und-Alt-Stücke entwerfen, schreiben und spielen, aktuelle Generationen-Themen in Theaterstücken umsetzen.

Kinder aus einer **Ballettschule** führen einstudierte Stücke in Seniorenheimen auf, unterhalten sich mit den Senioren darüber, Schüler zeigen ihr Können bei Weihnachtsfeiern im Seniorenwohn- und Pflegeheim und setzen sich danach zum gemeinsamen Plausch und Plätzchenessen mit den Senioren zusammen.

■ Einmalige Veranstaltungen

Gerade im Seniorenwohn- und Pflegeheim wird die Jung-und-Alt-Begegnung oft in Form von einmaligen **Aufführungen** ohne Möglichkeit zum intergenerativen Gespräch durchgeführt. Je nach den Wünschen und Bedürfnissen der Senioren und der Kinder oder Jugendlichen müssen bei intergenerativen Projekten der **Zeitabstand** für die Jung-und-Alt-Begegnungen sorgfältig gewählt werden. Einmalige Kontakte zu Aufführungen haben durchaus auch ihre Berechtigung, es sollte aber zumindest ein Dialog zwischen Jung und Alt ermöglicht werden. Ansonsten können keine gegenseitigen Vorurteile abgebaut werden, keine generationsübergreifenden Kontakte oder Beziehungen aufgebaut werden.

Einmalige Theater-, Ballett- oder Tanzaufführungen von Kindern oder Jugendlichen für hochbetagte Heimbewohner mit anschließendem Gespräch können als erster Schritt zu einer professionellen Generationenarbeit verstanden werden.

3.4 Singen und Musizieren

Studie
Eine eigene Studie vom Sommer 1999 (Vollerhebung für München, Telefoninterviews mit 51 Münchner Heimleitern, Diplomarbeit im Aufbaustudiengang Soziale Gerontologie an der Universität Kassel) ergab, dass gemeinsames Festefeiern mit Kaffeetrinken oder Brotzeiten am häufigsten als intergenerative Aktionen in Seniorenwohn- und Pflegeheimen von den Heimleitern genannt wurden. Musikaufführungen von Kindern oder Jugendlichen und gemeinsames Singen von Kindern bzw. Jugendlichen und Senioren wurden von den

Münchner Heimleitern als zweithäufigste generationsübergreifende Aktion genannt.

Ein besonders kommunikationsförderndes Medium ist Musik. Wenn junge und alte Menschen sich für Musik interessieren, gerne ein Instrument spielen oder gerne singen, lassen sich die Hemmschwellen zwischen den Generationen schnell abbauen. Durch das gemeinsame Interesse bauen sich zwischen einzelnen jungen und alten Menschen Beziehungen auf, Freundschaften entstehen. Diese Aktivitäten lassen sich auch einfach mit pflegebedürftigen Senioren aus Wohn- und Pflegeheimen realisieren, wenn die Kinder oder Jugendlichen ins Heim kommen können. Kammermusikgruppen, Singkreise oder kleine Orchester zeigen ihr Können bei Konzerten. Solche **gemeinsamen Präsentationen** fördern die intergenerativen Beziehungen noch mehr.

 Einmalige Musikdarbietungen von Schülern oder Kindergartenkindern für die hochbetagten Heimbewohner, bei denen kein Dialog der Generationen möglich ist, sind Alibiveranstaltungen. Gemeinsames Singen oder Musizieren in kleinen Gruppen fördern die Generationenbeziehungen.

3.5 Malen, Töpfern, Handarbeiten

Kreative Tätigkeiten wie Malen, Töpfern oder Handarbeiten sind sehr gut geeignet, Jung und Alt zusammenzubringen. Wenn sich einzelne Senioren schon in jungen Jahren gerne künstlerisch oder handwerklich betätigt haben, wünschen sie im Alter oft auch noch, diesen **Lieblingsbeschäftigungen** und **Hobbys** nachgehen zu können. Eine genaue Kenntnis der Biografie der an einer generationsübergreifenden Gruppe interessierten Senioren ermöglicht, die kreativen Aktivitäten anzubieten, die Einzelnen von früher bekannt sind und daher in der Regel interessiert angenommen werden.

3

■ Kompetenzverluste

Wichtig ist, genau zu erkunden, wie diese Senioren mit ihren Kompetenzverlusten umgehen. Manche befürchten, die Tätigkeiten nicht mehr so routiniert und genau so wie früher ausüben zu können und scheuen ganz davor zurück. Andere überwinden diese Zweifel, stellen sich auf den jetzigen Kompetenzgrad ein. Die Kinder oder Jugendlichen können dabei enorm helfen. Sie sind in intergenerativen Gruppen meist weniger **leistungsorientiert** als die Senioren und wollen die kreativen Tätigkeiten einfach ausprobieren. So helfen sie enorm bei der **Motivierung** der Senioren. Die Senioren können außerdem von ihren früheren Aktivitäten berichten, evt. sogar alte Fotos dazu herzeigen. Intergenerative Gespräche entstehen.

■ Brücken zu demenzerkrankten Senioren

Einfache kreative Tätigkeiten, die nicht zu Misserfolgserlebnissen führen können, sind auch für alte Menschen mit **leichten dementiellen Erkrankungen** oder mit **depressiven Verstimmungen** geeignet. Die Kinder oder Jugendlichen, die vor Beginn der Gruppe über demenzielle und bzw. oder depressive Erkrankungen informiert werden müssen und denen zunächst unverständliche Handlungsweisen in der Situation erklärt werden müssen, tolerieren das Verhalten von Senioren mit leichten dementiellen oder depressiven Erkrankungen in der Regel gut, haben Verständnis dafür. Sie bauen mit Humor Brücken zu den demenzerkrankten Senioren auf und stellen keine Leistungsanforderungen an sie. Die Kinder oder Jugendlichen profitieren von einer solchen intergenerativen Gruppen enorm, sie entwickeln ihr **Sozialverhalten** weiter. Sie lernen die Bedürfnisse der betreffenden psychisch erkrankten Person kennen, erfahren etwas über die unterschiedlichen Ausprägungen von psychischen Erkrankungen und erleben Menschen, die davon betroffen sind.

Tipps für die Praxis

▶ Nur Senioren auswählen, die noch in eine derartige Gruppe integriert werden können und noch zu einer einfachen Kommunikation in der Lage sind

▶ Den Kindern oder Jugendlichen ausreichend Zeit für Fragen und Gespräche zur Verfügung stellen, damit die Erlebnisse verarbeitet werden können

▶ Unbedingt Nachbereitungsgespräche mit den beteiligten Senioren führen

3.6 Kochen, Backen, Essen und Feste feiern

Gemeinsam zu essen und (jahreszeitliche) Feste zu feiern, verbindet Jung und Alt. Schon bei den Festvorbereitungen und auch beim eigentlichen Fest entstehen Kontakte. Je nach Wunsch des Einzelnen können daraus kontinuierliche Kontakte entstehen oder es bleibt bei einmaligen Begegnungen und kürzeren Gesprächen.

■ Beliebt bei Frauen

Gerade Frauen, die früher nie eigenen Hobbies nachgegangen sind, sehr viel gearbeitet haben und bzw. oder viel mit Hausarbeit beschäftigt waren, können häufig mit kreativen Angeboten wenig anfangen. Manche finden im Seniorenheim Freude daran, wieder zu kochen oder zu backen, wie sie es früher gerne gemacht haben. Wichtig ist, zu erkennen, ob **haushaltliche Tätigkeiten** von potentiellen Teilnehmern und Teilnehmerinnen einer intergenerativen Kochgruppe wirklich noch gerne ausgeführt werden. Nur so kann eine Koch- oder Backgruppe Erfolg versprechend aufgebaut werden.

■ Bewährte Tipps

In einer intergenerativen Koch- oder Backgruppe werden alte Rezepte (aus dem Gedächtnis oder aus alten Notizbüchern) herausgekramt, Erinnerungen und Geschichten werden wieder aktuell. Schon das vorbereitende **Einkaufen** (im Idealfall mit den Kindern oder Jugendlichen) ist für viele ein Erlebnis und verändert den Alltag im Heim. Die Seniorinnen vermitteln den Kindern oder Jugendlichen Koch- oder Backtipps, die nicht in Koch- oder Backbüchern zu finden sind. Umgekehrt vermitteln die Kinder oder Jugendlichen den alten Menschen, wie wichtig der Spaß an der gemeinsamen Aktion ist, und reduzieren die **Perfektionsansprüche** der Senioren.

Interessierte Kinder aus benachbarten Kindergärten oder Jugendlichen aus benachbarten Schulen, die an einer intergenerativen Koch- oder Backgruppe teilnehmen möchten, können nur durch einen engen **Kontakt** und **Informationsaustausch** mit dem betreffenden Kindergarten oder der betreffenden Schule (also mit Erziehern, Lehrern, Eltern) gefunden werden.

Eine solide Biografiearbeit ist Voraussetzung, um eine intergenerative Koch- und Backgruppe aufzubauen. So sind generationsübergreifende Koch- und Backgruppen auch für Senioren mit leichten dementiellen oder depressiven Erkrankungen geeignet.

3.7 Gesundheitsprojekte, Sport und Gymnastik

Warum nehmen alte sportlich interessierte Heimbewohner allein an einer wöchentlichen Gymnastik teil, warum können nicht Kinder aus dem benachbarten Kindergarten einmal pro Woche zur gemeinsamen Gymnastik ins Heim kommen?

■ Drei Generationen

Wenn die Erzieherinnen und die Altenpflegerinnen oder Sozialpädagoginnen des Heims mitwirken, sind sogar drei Generationen an der generationsübergreifenden Aktion beteiligt. Diese vermittelnden Berufsgruppen müssen sich auf einen solchen neuen intergenerativen Ansatz einstellen, umdenken, kooperieren, Institutionsgrenzen überwinden, ihre **Alltagsroutinen** zurücklassen. Dies erfordert eine hohe Motivation und Engagement, wird aber in der

Regel durch den Erfolg eines solchen professionell durchgeführten Projekts und die Freude aller Beteiligten belohnt.

■ Erfahrungen mit Pflegehilfsmitteln

Der Ideenvielfalt, was Gesundheitsprojekte anbelangt, sind keine Grenzen gesetzt. Junge und hochbetagte Frauen oder Männer könnten sich mit früherer und heutiger Ernährung, früheres und heutiges Gesundheitsbewusstsein oder Kosmetik beschäftigen, sich Fachreferenten einladen, eigene gesunde Speisen herstellen, ausprobieren, darüber in Fachzeitschriften recherchieren.

Die etwas andere Art eines „Gesundheitsprojekts" im folgenden Beispiel zeigt, dass auch über Pflegehilfsmittel **Kommunikationsbarrieren** abgebaut werden können und intergenerative Gespräche und ein Austausch möglich ist.

Fallbeispiel

Wie eine Studie der Autorin von 1999 ergab (Telefoninterviews mit 51 Münchner Heimleitern zu intergenerativen Ansätzen, Diplomarbeit im Aufbaustudiengang „Soziale Gerontologie"), hat ein Münchner Seniorenpflegeheim des Münchenstifts (Gemeinnützige Gesellschaft der Landeshauptstadt München mbH) ein intergeneratives Projekt aufgebaut, bei dem Schulkinder ein Heim besuchen. Die Kinder erfahren von den Senioren und der Heimleitung Details über das Leben im Heim, über das Altern und über die Hilfsmittel, z.B. Rollstühle, Rollwägen, Hebelifter, die einige der Senioren benötigen. Die Schulkinder dürfen diese Hilfsmittel ausprobieren und tauschen sich mit den Senioren und den Mitarbeitern des Hauses über ihre Erfahrungen mit den Hilfsmitteln aus.

3.8 Einsatz von modernen Medien

Gerade in der **nachberuflichen** Phase, wo mehr Zeit vorhanden ist, sich in Ruhe und ausgiebig mit neuen Techniken auseinander zu setzen, beschäftigen sich viele Senioren mit Fernsehen, Film, Foto, Video, Computer oder dem Internet. Oft ist es interessant, sich mit jüngeren Menschen über diese Themen auszutauschen, sich gegenseitig Tipps geben zu können. Wenn die älteren Menschen keine eigenen Enkel haben oder die eigenen Enkelkinder sehr weit weg wohnen, können außerfamiliäre Kontakte zu technik-interessierten Jugendlichen, an Bedeutung gewinnen.

In solchen Gruppen können durchaus auch zwei oder drei kommunikationsfördernde Medien eingesetzt werden können. Entscheidend sind immer die Interessen, Fähigkeiten und Wünsche der Teilnehmer einer Jung-und-Alt-Gruppe. Diese müssen aufeinander abgestimmt werden.

Tipps für die Praxis

▶ Projekte immer mit ganz kleinen, überschaubaren Teilnehmergruppen starten. So kann auf den Einzelnen und auf technische Probleme angemessen eingegangen werden

▶ Wenn mehrere Schulklassen oder Schulen und größere Gruppen beteiligt werden, entsprechend viele professionelle, eng kooperierende Projektbegleiter in die Projektarbeit einbinden

■ Junges Gemüse

Im Rahmen der Fachtagung „Erstes, zweites, drittes Lebensalter" des Staatsinstituts für Familienforschung an der Universität Bamberg (ifb), dem Bayerischen Staatsministerium für Arbeit und Sozialordnung, Familie, Frauen und Gesundheit (StMAS) und der Akademie für Politische Bildung in Tutzing im September 1999 wurde von Dr. Thomas Gunzelmann die Nürnberger Projektreihe „Alt und Jung" vorgestellt. Das Videoprojekt „Junges Gemüse – altes Eisen?", das vom Nürnberger Medienzentrum Parabol in Kooperation mit dem Seniorenamt durchgeführt wurde, gehört auch zu dieser Projektreihe.

Fallbeispiel

Junge Menschen zwischen 13 und 27 Jahren wurden ermuntert, Kurzvideos über die Generationenbeziehungen zu entwerfen und herzustellen. Die jungen Menschen sprach das Projekt vor allem wegen ihrer Faszination für die Technik „Video" an, weniger wegen des Inhalts „Ge-

nerationenbeziehungen". Das Projekt schloss sich an den Lehrplan an und wurde den Lehrern als komplettes Paket mit Durchführungshinweisen angeboten. Ältere Menschen übernahmen die Rollen von Laienschauspielern. So entwickelten sich zwischen Jung und Alt langsam Beziehungen, die Schüler interessierten sich auf einmal mehr für das Thema, gegenseitige Vorurteile konnten abgebaut werden. Junge und alte Menschen bekamen einen Einblick in die Lebenswelt der anderen Generation. Alles in allem entstanden 20 Kurzfilme, bei denen ungefähr 200 Schülerinnen und Schüler aus Hauptschulen, einem Gymnasium, einer Fachoberschule und einer Fachhochschule sowie freie Gruppen beteiligt waren.[31]

3

■ Im stationären Pflegebereich

Das oben genannte Projekt ließe sich durchaus auch mit einzelnen, interessierten alten Menschen aus Seniorenwohn- und Pflegeheimen realisieren.

Fallbeispiel
Im Seniorenwohn- und Pflegeheim Wilhelm-Hoegner-Haus in Neubiberg bei München des Kreisverbands der Arbeiterwohlfahrt München-Stadt e. V. baute die Autorin im Frühjahr 1999 ein intergeneratives Foto-Projekt mit fünfjährigen Kindergartenkindern eines benachbarten Kindergartens, dem siebenjährigen Sohn einer Mitarbeiterin im Heim und sechs Seniorinnen und Senioren des Pflegeheims, die an leichten **depressiven** oder **demenziellen** Erkrankungen litten und pflegebedürftig waren, auf. Die meisten der Senioren waren außerdem auf einen Rollstuhl angewiesen.
Die beiden beteiligten Herren hatten früher gerne fotografiert und wollten dieser Beschäftigung auch heute wieder nachgehen. Die alten Damen wollten sich lieber fotografieren lassen und zogen es vor, gemeinsam zu backen – so boten sie gute Fotomotive. Die Kinder fanden genauso wie die Senioren Freude am Ausprobieren verschiedener Kameras (russische Kleinbildkamera LOMO, moderne Kleinbildkameras, Nintendo-Gameboy-Kameras mit Sofortausdruck, Sofortbildkameras). Alle beschlossen, die Perfektionsansprüche an die Fotos beiseite zu schieben und lieber zu „lomographieren". Diese moderne

Schnappschusskultur, die von Wiener Studenten entwickelt wurde, bei der beim Fotografieren nicht durch die Linse geblickt und mit der Kamera gewackelt werden darf, bereitete jungen und alten Gruppenteilnehmern gleichermaßen Spaß. Ein gemeinsamer Ausflug ins Café wurde fotografisch dokumentiert. Aus den vielen Fotos aus unterschiedlichen Kameras entstand eine Ausstellung, die bei den jungen und alten Gruppenteilnehmern, in Neubiberg und in der Fachöffentlichkeit großen Anklang fand (☞ 6.1.7).

3

◼ Alte Profis

Neue Technologien müssen in die Seniorenwohn- und Pflegeheime integriert werden. Senioren, die in Heimen leben und schon früher technisch interessiert waren, sollten auch weiterhin die Möglichkeit haben, diesen Interessen nachgehen und neueste Techniken anwenden zu können.

Fallbeispiel

Ein hochbetagter, technisch sehr interessierter, pflegebedürftiger Herr, der sich nur noch im Rollstuhl bewegen kann, lässt sich in seinem Appartement einen Computer mit Internetanschluss einrichten und nutzt ihn. Wieso sollten ihn und seinen Appartementnachbarn – auf deren Wunsch hin – nicht zwei computerbegeisterte Gymnasiasten einmal pro Woche oder einmal pro Monat besuchen? Die Gymnasiasten könnten ihre neuen Kenntnisse vermitteln, die Senioren ihren Erfahrungsschatz beim Lösen aktueller Probleme einsetzen. Wenn (nach Rücksprache mit der Schul- und der Seniorenheimleitung) eine Altenpflegerin und ein Lehrer kooperieren, interessierte junge und alte Teilnehmer ausfindig machen, kann ein solches Kleinprojekt gut aufgebaut werden. Die Altenpflegerin und der Lehrer müssen während der Zeit des Projekts für Rückfragen der Senioren oder der Jugendlichen z.B. bei Computerproblemen oder auch bei Kommunikationsproblemen Zeit zur Verfügung stellen können. Sie müssen zwischen Jung und Alt vermitteln können.

3.9 Stadtteil erschließen

Wenn Kinder, Jugendliche, junge Eltern und Senioren im gleichen Stadtteil leben, ergeben sich durch die **gemeinsame Wohnlage** manchmal gemeinsame Interessen. Das generationsübergreifende Interesse kann z. B. darin bestehen, etwas im Stadtteil geschichtlich zu erforschen, zu verschönern, zu verbessern oder umzugestalten. Senioren eines **Wohn-und Pflegeheims** können sich im nahe gelegenen Park genauso wie die Mütter mit kleinen Kindern der angrenzenden Wohnanlage Parkbänke wünschen. Bei zufälligen Gesprächen entdecken junge Mütter und die Senioren dieses gemeinsame Interesse. Sie vereinbaren ein Treffen, um die genauen Vorstellungen der Einzelnen aufeinander abstimmen und das Vorgehen miteinander absprechen zu können. Eine der Mütter kennt z. B. einen zuständigen Lokalpolitiker und übernimmt den Auftrag, das Anliegen zu überbringen.

Fallbeispiel
Das Freizeitheim Linden in Hannover hat 1998 eine spannende Broschüre „Discolight und Silberstreif – Ideen und Tipps für Aktionen und Projekte mit Kindern und SeniorInnen" herausgegeben, die die kulturelle und soziale Stadtteilarbeit in Linden (Hannover) vorstellt. Bereits 1990 schlossen sich die „Gemeinwesenarbeit Linden-Nord" und das „AWO-Seniorenzentrum Ihmeufer" zusammen und recherchierten Zeitzeugen, um die Vergangenheit „ihrer Straße" zu erforschen. Gesprächsabende mit den gefunden Zeitzeugen wurden durchgeführt. Danach folgten in Zusammenarbeit mit weiteren Einrichtungen des Stadtteils viele unterschiedliche, auch interkulturelle Jung-und-Alt-Veranstaltungen, z. B. Autorenlesungen, Kinderspiele aus früherer Zeit, Tanztees. Anfangs wurden mehr „diskursiv-rezeptive" Aktionen angeboten, später stand das gemeinsame Mitmachen von Alt und Jung im Vordergrund. Einmal jährlich wurde eine Veranstaltungsreihe mit unterschiedlichen Themen für und mit Jung und Alt durchgeführt. Die Veranstaltungen waren ganz unterschiedlich, es gab kurzlebige Begegnungen z. B. bei intergenerativen Koch-Aktionen, es gab langfristige intergenerative Kooperationen im Rahmen von Theaterprojekten. Diese Theaterstücke wurden mit großer positiver Resonanz bei den Veranstaltungsreihen aufgeführt.

3.10 Politische Aktionen und soziales Engagement

Bei intergenerativen Projekten mit Senioren aus Wohn- und Pflegeheimen assoziiert der Leser meistens Aktionen, bei denen Kinder oder Jugendliche den alten Menschen helfen. Solche Projekte (☞ 2.2.2.) sind durchaus für bestimmte Senioren und bestimmte Kinder oder Jugendliche sinnvoll und werden mit Erfolg zur Zufriedenheit aller Beteiligten umgesetzt.

■ Geben und nehmen

Über solche Projekte hinaus sind bei einzelnen hochbetagten, schwerpflegebedürftigen Heimbewohnern allerdings auch neue Projektformen zu entwerfen, zu praktizieren und auf ihre Eignung hin zu evaluieren. Etliche Heimbewohner wollen trotz ihrer körperlichen und bzw. oder psychischen Einschränkungen nicht in der Rolle des Hilfeempfängers verharren. Ein politisches Projekt oder ein gemeinsames soziales Interesse, das sie mit jungen Menschen teilen, kann sie von ihren Beschwerden, Behinderungen und Einschränkungen ablenken, ihnen neue Perspektiven ermöglichen. Vielleicht gelingt es, durch die Teilnahme an einem solchen Projekt, neuen **Lebensmut** zu fassen, ein positives **Selbstwertgefühl** (wieder) herzustellen.

Fallbeispiel
Das Projekt-Nr. 119 „Gemeinsam mit Aussiedlern und Großeltern" der KABI-Informationsschrift „Dialog der Generationen" des BMFSFJ einer evangelischen Kirchengemeinde in Kirchberg-Jagst bezog zwar keine Bewohner aus Seniorenwohn und Pflegeheimen ein, wäre aber durchaus auch mit einzelnen Heimbewohnern zu realisieren:
Einem Kindergarten wurde ein Stelle gestrichen. In der nahen Umgebung benötigten aber viele Familien von Aussiedlern, Umsiedlern und Asylbewerbern einen Kindergartenplatz. So wurden die Eltern und Großeltern entsprechend ihrer Kompetenzen als Unterstützungspersonen miteinbezogen: Ein Opa war gelernter Schreiner und handwerklich sehr geschickt. Er übernahm alle anfallenden handwerklichen Arbeiten.

Warum sollten sich nicht auch aktive Heimbewohner, die die betrof-
fenen Familien unterstützen wollen, an einem derartigen Projekt be-
teiligen können?

■ Betreuungsdienste

Manchmal ergeben sich auch kontinuierliche **Oma- oder Opa-**
Hilfsdienste oder **Leih-Oma- oder Leih-Opa-Aktionen.** Solche
Projekte, bei den die alten Menschen Betreuungsaufgaben bei Kindern in deren privaten Wohnumfeld oder auch als Unterstützung
im Kindergarten übernehmen, sind zwar mit Senioren aus Wohn-
und Pflegeheimen eher selten vorstellbar, können aber mit einzelnen Bewohnerinnen aus Heimen durchaus realisiert werden. Voraussetzung ist, dass die Seniorinnen oder auch Senioren solche
Dienste gerne übernehmen würden und die Betreuungsdauer auf
die Bereitschaft und Leistungsfähigkeit der Seniorinnen angepasst
wird.
Senioren aus Heimen, die körperlich noch dazu in der Lage sind
und Spaß am Ausführen kleinerer Reparatur-Arbeiten haben,
könnten z. B. auch einen Reparatur-Service für das Heim, für die
Pfarrgemeinde, die Bibliothek oder das Bürgerzentrum im Sinne
eines **Senioren-Experten-Services** anbieten.

Gemeinsame Ideen, Ideale und Interessen führen zusammen,
verbinden.

3.11 Erinnerungsprojekte

Eines der wichtigsten Themen im Miteinander der Generationen
ist der Austausch über **Geschichte.** Geschichte sich nicht nur aus
Büchern und im Unterricht in der Schule anzueignen, sondern
auch im Austausch mit alten Menschen, kann Kenntnisse erweitern
und vertiefen.

3

■ Von früher erzählen

Geschichte wird durch die persönlichen Lebensgeschichten der alten Menschen bzw. durch die erzählten Ereignisse aus ihrem Leben lebendiger und besser nachvollziehbar. Generationsübergreifende Initiativen, die sich diesen Themen widmen, heißen z. B. **Zeitzeugenprojekte**, Erinnerungsprojekte. Intergenerative Erinnerungsprojekte können auch in **Erzählcafés** von Senioren begonnen werden. Die Kinder und Jugendlichen sammeln in solchen Projekten viele Erfahrungen. Viele der Senioren freuen sich, ausgiebig von früher erzählen zu können, Zuhörer gefunden zu haben. Einzelne Ereignisse, evt. unterstützt durch Fotos, Bücher, können nochmals ausgebreitet und mit den Jugendlichen erörtert werden. Aktuelle Publikationen[32] geben Hinweise zur Durchführung von Biografiearbeit und Erinnerungsprojekten mit Senioren.

Ein generationenübergreifendes Erinnerungsprojekt erfordert viel Motivation, Vorbereitung, Professionalität, Kenntnisse, z. B. von Geschichte, Gesprächsführung, Gruppendynamik, Generationenarbeit, und Zeit.

■ Belastende Ereignisse

Die Beschäftigung mit der Vergangenheit und die Auseinandersetzung darüber mit jungen Menschen kann für die Senioren sehr schön, manchmal aber auch sehr schmerzhaft sein. Auch wenn es in Erinnerungsprojekten primär um das Schwelgen in Erinnerungen geht und nicht um die selbstkritische Aufarbeitung traumatischer Ereignisse, die eine **Life-Review-Therapie** erfordern, können bei einzelnen Teilnehmern evt. belastende Ereignisse z. B. aus der Zeit des Nationalsozialismus oder aus Kriegszeiten wieder aktualisiert werden. Darauf muss der Gruppenleiter vorbereitet sein und das Erinnerungsprojekt entsprechend professionell steuern.

Ein Jung-und-Alt-Erinnerungsprojekt kann nie eine therapeutische Aufarbeitung traumatischer Ereignisse bei einem einzelnen Teilnehmer leisten. Dieser muss an entsprechend ausgebildete Life-Review-Therapeuten vermittelt werden.

3.11.1 Biografiearbeit

Bei den im Folgenden genannten Methoden und Themen muss betont werden, dass sie nicht für jede Jung-und-Alt-Gruppe geeignet sind. Vorzugsweise werden nur junge Erwachsene oder allenfalls Jugendliche an einer Gesprächsgruppe zu den aufgeführten Themen Interesse finden.

Fallbeispiel
Für Kindergartenkinder müssen die Themen weiter vereinfacht werden. Hier könnten sich z.B. ein bis drei generationsübergreifende Treffen dem Thema „Waschen früher – Waschen heute" widmen. Neben dem Austausch über heutige und frühere Waschaktionen ist der Einsatz von Beispielmaterialien, z.B. altes Waschbrett, Kernseife, Waschbürsten, heutiges Waschpulver, und das Gespräch darüber unerlässlich. Es kann auch mit den Senioren und den Kindern die frühere und heutige Situation bzgl. des Waschens kritisch reflektiert und künftige Formen des Waschens überlegt werden. Wichtig ist es, den Geschichten der Senioren zu den einzelnen Beispielmaterialien Raum zu geben und gleichzeitig die Kinder ausreichend zu Wort kommen zu lassen. Dabei sind der Kreativität der Projektleiter und Teilnehmer kaum Grenzen gesetzt.

■ Methoden

Oft fällt der Anfang einer intergenerativen Erinnerungsgruppe schwer. Wie können die Erinnerungen der Senioren hervorgelockt werden, wie können wir die Senioren anregen, einzelne Aspekte ihrer Biografien zu erzählen?

3

Welche Methoden der **Biografiearbeit** gibt es?

- Erinnerungen präsentieren, z. B. in so genannten „Lebenskisten" oder in Ausstellungen
- Rollen- und Theaterspiele zu (realen oder konstruierten) Situationen aus früheren Lebensabschnitten
- Gesprächskreise über frühere Ereignisse oder Lebenssituationen, bei denen alle Teilnehmer nacheinander Einzelheiten erzählen
- Zeichnen, Malen und Collagen von Ereignissen aus der eigenen Biografie
- alte Gegenstände betrachten und herumreichen, z. B. aus so genannten „Erinnerungskoffern" mit bestimmten Utensilien aus bestimmten geschichtlichen Zeitabschnitten, die z. B. in London vom Age Exchange Center angeboten werden – dazu lassen sich gut eigene Erlebnisse erzählen
- Listen aufstellen, z. B. alle Utensilien im Nähkästchen oder über alle Lebensmittel im früheren Lebensmittelladen
- Stadtpläne und Landkarten (welcher Teilnehmer hat zu welchem Zeitabschnitt wo gelebt?)
- Musik und Geräusche, z. B. mit Hörspielen, Singen vertrauter Lieder
- Ausflüge (an früher für einzelne Teilnehmer bedeutsame Orte oder Plätze, z. B. früheres Wohnviertel, gern besuchte Cafés, Theater oder Museen)
- Tätigkeiten aus dem früheren Arbeitsleben z. B. erzählen, vorspielen
- Stichworte geben und Fragen stellen
- Texte vorlesen
- Einladung zum Rundgang durch eine frühere (imaginäre) Wohnung eines Teilnehmers
- Geschichten erzählen
- Rezitieren z. B. von Gedichten
- Fühlen, Riechen und Schmecken von früheren Gegenständen
- (historische) Bilder oder alte Fotos betrachten
- Schreiben von Geschichten (inspiriert aus der eigenen Biografie oder real-erlebte Ereignisse)[32]

■ *Themen*

Welche Themen könnten in intergenerativen Erinnerungsprojekten in Abstimmung mit den **Wünschen der Teilnehmer** gewählt werden?

- Kinder heute – Kinder früher, z. B. Leben, Alltag, Spiele, Lieder
- Kinderspiele
- Schule
- Leben in der Familie, z. B. Zusammenleben, Aufgaben, Freuden, Feste
- Wohnumfeld und Nachbarschaft, z. B. Wer waren die Nachbarn? Berufe? Verhältnis zu ihnen?
- Ausflüge
- Mode, z. B. Was war modern? Wie beschaffte man sich modische Kleidung? Welche Stoffe?
- Ausgehen, z. B. Wo ging man hin? Welche Gaststätten? Wo wurde getanzt?
- „Verliebt, Verlobt, Verheiratet"
- Wie veränderte sich das Leben ab 1933 in Deutschland für die Einzelnen?
- Leben zu Kriegszeiten[33]

Diese Methoden und Themen wurden vor allem für die Biografiearbeit mit alten Menschen entwickelt. Sie sind aber durchaus in intergenerativen **Erinnerungs-Gruppen** oder bei generationsübergreifenden **Zeitzeugen-Veranstaltungen** einzusetzen.

■ *Qualifikation des Projektleiters*

Beim Beginn eines intergenerativen Erinnerungsprojekts mit Senioren aus einem Wohn- und Pflegeheim und Kindern oder Jugendlichen, muß darauf geachtet werden, dass folgende **Anforderungen** erfüllt werden. Der Projektleiter sollte

- ein (Fach-)Hochschulstudium, z. B. Sozialpädagogik bzw. Sozialarbeit, Gerontologie, Pädagogik, Psychologie, Soziologie, Geschichte, abgeschlossen haben
- einschlägige **geschichtliche Kenntnisse** mitbringen und vertiefen

- **Vorerfahrungen** auf dem Gebiet der Erinnerungsarbeit besitzen oder entsprechende Fortbildungen besucht haben
- sich *vor* **Beginn des Projekts** erkundigen, welche Psychotherapeuten am Ort Life-review-Verfahren beherrschen und gegebenenfalls einzelne Senioren, die schmerzhafte Erinnerungen belasten, unterstützen könnten
- ausreichend Zeit für ein Erinnerungsprojekt einplanen (*Vorbereitungszeit* bis die Erinnerungs-Gruppe aufgebaut ist: etwa zwei bis drei Monate mit je zwei Stunden pro Woche, in der *Durchführungsphase:* wöchentlich oder zweiwöchentlich etwa ein bis vier Stunden für das intergenerative Treffen mit Vor- und Nachbereitung, *Auswertungszeit* für das Projekt nach jedem intergenerativen Treffen und Zeit für die Gesamtauswertung des Projekts)
- über gute **Kontakte** im Stadtteil verfügen, z. B. zu Schulen, Kindergärten, Pfarrgemeinden, und sich gegebenenfalls unterstützende Partner bei der Projektleitung suchen
- die Teilnehmer sorgfältigst auswählen, vor ihrer Entscheidung zur Teilnahme gut informieren und im Projektverlauf intensiv begleiten
- die **Ergebnisse** des Projekts nach Rücksprache mit den Teilnehmern veröffentlichen (evt. auch gemeinsame Ausstellung oder Präsentation)

3.11.2 AGE EXCHANGE – ein Beispiel aus England

An dieser Stelle wird das Londoner Modell „**AGE EXCHANGE – Erinnerungsprojekte für Kinder und ältere Menschen**"[35] beleuchtet. Hier wird eindrücklich dargelegt, was Erinnerungsarbeit mit jungen und alten Menschen umfassen kann.

„AGE EXCHANGE ist eine unabhängige und staatlich anerkannte Wohlfahrtsorganisation (registered charity), die sich seit ihrer Gründung 1983 zum Ziel gesetzt hat, die Lebenssituation alter Menschen zu verbessern. Die Kultur- und Bildungsarbeit von AGE EXCHANGE richtet sich gleichermaßen an Alt und Jung und will einen Beitrag leisten zur größeren Wertschätzung der alten Menschen und ihrer Erinnerungen."[36]

Pam Schweitzer stellt die **Ansatzpunkte** von AGE EXCHANGE dar:

- „**Das Erinnerungstheater**" verkörpert ein „professionelles Theaterensemble, das Stücke aufführt, die aus der Erinnerung älterer Menschen entstanden sind." Die „Aufführungen" richten sich primär an Senioren „in Heimen", aber auch an junge Menschen und finden in ganz Großbritannien und auch in Europa statt.

- „**Das Zentrum der Erinnerungen**" ist der Name der außergewöhnlichen „Begegnungsstätte" von Age Exchange in London, wo viele Veranstaltungen stattfinden.

- „**Das Museum zum Anfassen und die Ausstellungen**" sind im Zentrum der Erinnerungen lokalisiert mit einer „Dauerausstellung von Alltagsobjekten der 20er und 30er-Jahre", die betastet werden dürfen. Außerdem finden drei bis viermal jährlich „Sonderausstellungen" statt.

- „**Die Schultheater-Projekte**": „Professionelle Schauspieler", Senioren und Kinder beschäftigen sich mit „Erinnerungsthemen" in Form von Theaterarbeit.

- „**Der Erinnerungskoffer**": AGE EXCHANGE stellt auf Anfrage Themenkoffer zur Verfügung für Schulen oder Seniorengruppen mit „Orginalgegenständen, Bilder<n> und Nachbildungen sowie didaktischen Anregungen", z. B. „Schule früher".

- „**Die Fortbildungsprogramme**": Jedes Jahr finden ca. 40 Kurse im Zentrum für bürgerschaftlich engagierte Laien statt, zusätzliche Kurse für Professionelle aus der Seniorenarbeit und für Lehrer gibt es in ganz Großbritannien und im Ausland.[37]

▪ Träger einer kollektiven Geschichte

Bei den umfassenden Programmen des Londoner Age Exchange Centers geht es darum, die Erfahrungen und Biografien der Senioren herauszustellen. So wird das **Selbstbewusstsein** der alten Menschen enorm gestärkt. Jung und Alt nähern sich durch kreative Tätigkeiten und entwickeln immer mehr eine **Achtung** vor der jeweils anderen Generation. Die Kinder oder Jugendlichen fragen die Senioren nach ihren Lebenserfahrungen, hören ihnen zu und können ihre aus der Schule erworbenen Kenntnisse mit den alten Menschen austauschen. Intergeneratives Lernen ist in fast allen

3

Schulfächern möglich, schulfachübergreifende Bildungziele, z. B. soziales Verhalten, sind wichtige Bestandteile von intergenerativen Programmen. Das generationsübergreifende **Gemeinschaftsgefühl,** das bei den Aktionen entsteht, hat große Bedeutung. Voraussetzung bei solchen Projekten ist immer eine langfristige Vorbereitung des Projekts durch die Projektleiter, eine sorgfältige Auswahl geeigneter Senioren und Kinder oder Jugendlicher und eine professionelle Begleitung und Auswertung der gemeinsamen Arbeit.

Zitat

In ihrem Fazit „Den Erinnerungen Bedeutung verleihen" schreibt Schweitzer:

„Bei allen hier vorgestellten generationsübergreifenden Projekten sind ältere Menschen um ihre Mitarbeit gebeten worden. Mit ihrer Lebenserfahrung können sie den Kindern beim Lernen helfen. In anderen Kulturen verkörpern die alten Menschen die Weisheit und sind die geachteten Träger der kollektiven Geschichte. Wir haben diese Vorstellung verloren, doch können generationsübergreifende Projekte dazu beitragen, den Wert der alten Menschen wieder zu erkennen und ihre Rolle in der Gesellschaft neu zu sehen. Die Kinder gewinnen so an kultureller Identität und entwickeln ein Gefühl für ihre eigene Vergangenheit. Sie verstehen, wie die Zukunft durch die Vergangenheit geprägt wird. Wer den Erinnerungen Bedeutung verleiht, arbeitet in der Gegenwart durch die Vergangenheit für eine aufgeklärte Zukunft."

■ *Störendes Alltagsschema*

In einem Interview[38] wurde Pam Schweitzer gefragt, welche Schwierigkeiten bei AGE EXCHANGE-Projekten in der Kooperation mit Heimen auftauchen. Sie räumte ein, dass das oft starre Alltagsschema in Heimen den Projekten Probleme mache. Gelegentlich könnten sich die Angestellten der Heime aus **Zeitmangel** keine Informationen von AGE EXCHANGE-Vertretern einholen. Gelegentlich seien die **institutionalisierten** alten Menschen auch nicht zugänglich.

Wenn intergenerative Erinnerungsprojekte im Seniorenwohn- und Pflegeheim etabliert werden sollen, müssen diese Äußerungen motivieren, diese Schwierigkeiten zu überwinden: Starre Alltagsschemata müssen abgebaut werden, Mitarbeiter, die sich intergenerativer Projektarbeit widmen wollen, sollten gefördert werden. Sie brauchen Unterstützung, Zeit, Informationen über moderne Generationenarbeit (nicht nur von Age Exchange), Fortbildungen und Supervision.

■ Austausch von Erfahrungen

Die enorme Bedeutung der professionellen Vorbereitung, Begleitung und Auswertung eines intergenerativen Erinnerungsprojekts liegt auf der Hand. Sobald die Generationen zusammentreffen, Kommunikationsbarrieren abgebaut wurden und regelmäßige, kontinuierliche Treffen stattfinden, kommt es zu einem Austausch von Erfahrungen und damit auf oft zu Gesprächen über aktuelle und geschichtliche Ereignisse.

In einer intergenerativen, thematischen Gruppe, z. B. gemeinsames Backen oder Spielen, wird dies zwar zunächst nicht so stark im Vordergrund stehen, aber je länger sich die Gruppenteilnehmer kennen, umso mehr gewinnt dieser Aspekt an Bedeutung und sollte auf jeden Fall vom Gruppenleiter unterstützt werden.

Viele der genannten Projekte können in ein Erinnerungsprojekt münden, wenn die Lebensgeschichten der Senioren nutzbar gemacht werden. Die Erinnerungen der Senioren für die Gegenwart und für die Zukunft in modernen Projekten nutzbar zu machen, ist eine sehr wertvolle Aufgabe im Rahmen professioneller Generationenarbeit.

 Jede generationsübergreifende Gruppe von Senioren und Kindern oder Jugendlichen beinhaltet ein Potential für einen geschichtlichen Austausch, dieser muss gefördert und unterstützt werden.

Generationenarbeit in stationären Einrichtungen

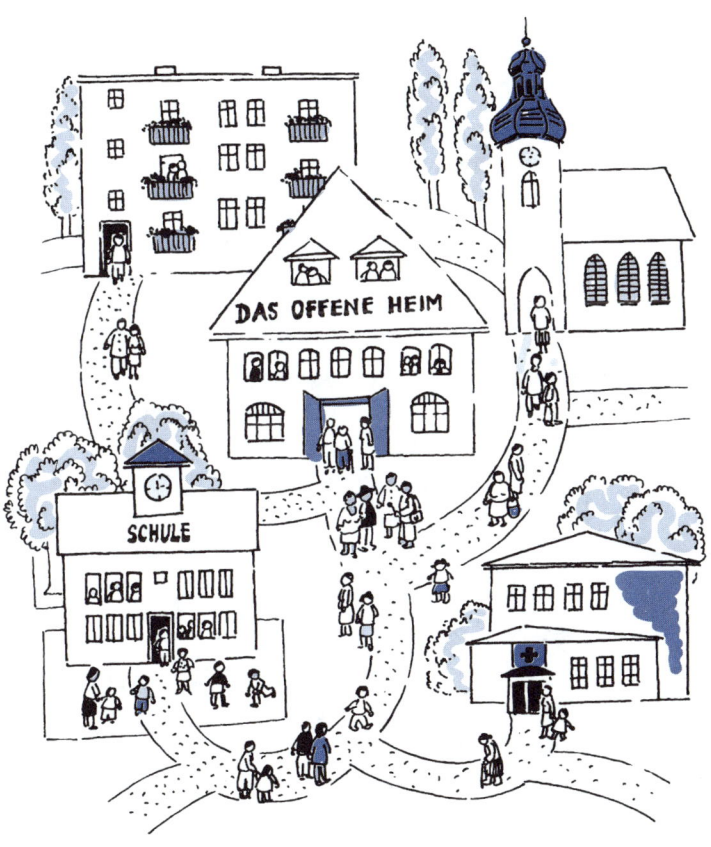

Dieses Buch beleuchtet Generationenarbeit unter dem Fokus der stationären Altenhilfe. Gerade hier sind die **Rahmenbedingungen** für intergenerative Projekte schwierig. Herkömmliche Strukturen in großen Seniorenwohn- und Pflegeheimen werden in den nächsten Jahren immer stärker verändert werden müssen.

4

■ Bedürfnis nach Kontakt

Die meisten Senioren in Deutschland leben in ihrer eigenen Wohnung. 1994 stellte Infratest fest, dass nur 5 % der über 65-jährigen in Deutschland in einem Heim der Alten- oder Behindertenhilfe wohnen. Viele Autoren warnen vor einer **Missinterpretation** dieser Prozentangabe[39], da der Anteil der Heimbewohner mit zunehmenden Alter steigt: Jeder Dritte der 90-Jährigen und Älteren in Deutschland lebt in einem Heim. Obwohl viele der derzeitigen Seniorenwohn- und Pflegeheime noch nicht **modernen Standards** entsprechen, leben dort viele hochbetagte, oft schwer- oder schwerstpflegebedürftige und psychisch erkrankte Menschen. Diese Personengruppen, die heute in einem Heim leben, haben auch Bedürfnisse nach Kontakten zu Menschen anderer Altersgruppen. Diese Bedürfnissen werden durch den Aufbau geeigneter Projekte befriedigt.

■ Notwendige Anstrengungen

Momentane sozialpolitische, praktische und wissenschaftliche Anstrengungen zur Generationenarbeit in der stationären Altenhilfe müssen zweigleisig angegangen werden:
* Zum einen müssen unter den derzeitigen Rahmenbedingungen der **stationären Altenhilfe** adäquate intergenerative Praxis-Modelle erarbeitet, umgesetzt und wissenschaftlich begleitet werden.
* Zum anderen ist auf eine Weiterentwicklung der stationären Altenhilfe in Richtung von **Hausgemeinschaften** von Senioren zu drängen. Für diese neuen Einrichtungen sind geeignete generationsübergreifende Projekt-Modelle zu entwickeln.

In diesem Kapitel werden die Rahmenbedingungen in Senioren-wohn- und Pflegeheimen, die Generationenarbeit mit Heimbe-wohner prägen, vorgestellt.

4.1 Altenarbeit statt Altenhilfe

Hanne Schweitzer[40] definiert Altenhilfe folgendermaßen: „Unter diesem Begriff lassen sich Angebote und Tätigkeiten zusammen-fassen, die zur Verbesserung der Lebensqualität älterer Menschen beitragen sollen. Altenhilfe kann professionell, ehrenamtlich oder auch von Selbsthilfegruppen angeboten und geleistet werden. Als altenpolitisches Ziel gilt, dass die älteren Menschen über ihren Be-darf an Hilfe selbst bestimmen."

Seit der Einführung der **Pflegeversicherung** werden alte Menschen von Leistungsanbietern immer mehr als „KundInnen" begriffen. So scheint „der Begriff **Altenhilfe,** der den der **Altersfürsorge** abgelöst hat, antiquiert. Im allgemeinen Sprachgebrauch wird er deshalb zunehmend durch den Begriff **Altenarbeit** ersetzt."[41]

In den Schriften des Bundesministeriums für Familie, Senioren, Frauen und Jugend (BMFSFJ) ist von Altenhilfe meist dann die Rede, wenn altersbedingte Veränderungen durch **unterstützende Tätigkeiten** kompensiert werden sollen. Geht es dagegen um die **Integration** älterer Menschen oder um ihre **gesellschaftliche Teil-habe,** findet eher der Begriff Altenarbeit Verwendung. Die Förde-rung des Dialogs zwischen Alt und Jung bezeichnet das BMFSFJ in seinen Schriften „als Ziel einer die Generationen verbindenden Al-tenarbeit".[42]

 Wenn die Beziehungen zwischen Kindern bzw. Jugendlichen und Heimbewohnern durch intergenerative Projekte geför-dert werden, handelt es sich sowohl um eine die Generationen verbindende Altenarbeit als auch um moderne Generatio-nenarbeit.

Das Kuratorium Deutsche Altershilfe differenziert folgende Bereiche der Altenhilfe bzw. Altenarbeit:[43]

- offene Altenhilfe
- ambulante Altenhilfe, (wobei man heute einer moderneren Begrifflichkeit folgend von „Unterstützungsleistungen für Hilfe und Pflege in der eigenen Häuslichkeit" sprechen sollte)
- teilstationäre Altenhilfe
- stationäre Altenhilfe

4

■ Offene Altenhilfe

Als Charakteristikum der Leistungen der offenen Altenhilfe ist zu sehen, „dass die SeniorInnen ihre Wohnungen verlassen, um sich allein oder mit Unterstützung zum **Ort des jeweiligen Geschehens** zu begeben (Begegnungsstätten, Altenclubs, spezielle Veranstaltungen für SeniorInnen, Beratungsangebote).[44]"

■ Ambulante Altenhilfe

Zu den Unterstützungsleistungen für Hilfe und Pflege in der eigenen Häuslichkeit zählen ambulante Hilfen und Dienste wie z. B.
- Essen auf Rädern
- Fahrdienst
- Wohnberatung
- Besuchsdienste
- Hilfen für den Haushalt
- Pflegedienste.

Das typische Kennzeichen dieser Angebote liegt darin, dass alte Menschen sie in ihrer **Privatwohnung** erhalten.

■ Teilstationäre Altenhilfe

Zur teilstationären Altenhilfe sind Tages- und Nachtpflege oder Kurzzeitpflege zu rechnen. Diese Leistungen werden nur stundenweise, tageweise oder für einige Wochen in Anspruch genommen, die alten Menschen verbleiben ansonsten in ihrer Privatwohnung.

■ Stationäre Altenhilfe

Die stationäre Altenhilfe erfordert einen **Umzug** aus der Privatwohnung in eine spezielle Einrichtung für alte Menschen. Neben Hilfe- und Pflegeleistungen und Betreuung können fördernde und bzw. oder rehabilitative Maßnahmen in Anspruch genommen werden. Für psychisch erkrankte alte Menschen stehen auch gerontopsychiatrische Angebote zur Verfügung. Diesem Bereich ordnet man Altenheime, Altenpflegeheime, Altenwohnheime oder Altenwohnungen, Seniorenwohn- und Pflegeheime sowie die modernen Hausgemeinschaften zu.[45]

Generationsübergreifende Projekte richten sich meist an aktive Senioren und sind daher meist der offenen Altenhilfe, der Stadtteilarbeit und der Kulturarbeit oder Projekten des Bürgerschaftlichen Engagements angegliedert. Intergenerative Projekte, die die Biografie, die Interessen und Bedürfnisse von Heimbewohnern berücksichtigen, müssen ebenfalls angegangen werden.

4.2 Heimtypen

Folgende Heimtypen der stationären Altenhilfe sind zu nennen:
- wohnorientierte **Altenwohnheime** (incl. dem ebenfalls wohnorientierten Altenwohnstift)
- wohn- und pflegeorientierte **Altenheime**
- pflegeorientierte Altenheime (Altenpflegeheime) [46]
- **mehrgliedrige Einrichtungen**, also „Häuser, die in verschiedenen Trakten sowohl Altenheim-, Altenwohnheim- wie Altenpflegeeinrichtungen unter einem Dach vereinen. Selbst diese Aufteilung innerhalb eines Hauses gilt aber heute als nicht mehr zeitgemäß. Moderne stationäre Altenpflege orientiert sich an dem Leitsatz: Es wird dort gepflegt, wo auch gewohnt wird."[47]

- **Hausgemeinschaften** als das derzeit am meisten diskutierte Pflegeheimmodell. „Eine Hausgemeinschaft („Cantou") ist eine räumliche und organisatorische Einheit, in der sechs bis acht ältere und pflegebedürftige Menschen familienähnlich leben. Alle Pflege- und Betreuungsleistungen, die nicht von den Bewohnern selbst, den Angehörigen und bzw. oder Freunden geleistet werden können, werden über Präsenzkräfte, z. B. Fachpflege-Bezugspersonen, geprüfte Fachhauswirtschafterinnen, im Zusammenhang mit den Tagesaktivitäten und bzw. oder über den hauseigenen pflegerischen Dienst erbracht."[48] Das Gemeinschaftsleben findet vor allem in der Wohnküche statt. („Cantou" bedeutet so viel wie Feuerstelle. Die übertragene Bedeutung vom wärmenden Ofen wird dadurch umgesetzt, dass man den Ofen in der Mitte des Raumes platziert.)[49]

■ Einflüsse des Pflegeversicherungsgesetzes

Braun[50] weist darauf hin, dass sich die Heime auf die Einführung des SGB XI für den Bereich der stationären Altenhilfe verschieden eingestellt haben:

„Manche haben für ihr gesamtes Haus (Wohn- und Pflegebereich) einen **Versorgungsvertrag** nach dem SGB XI abgeschlossen, somit ein großes Pflegeheim geschaffen und damit an manchen Orten das Pflegeplatzangebot nahezu verdoppelt. Andere wiederum mussten sinnvollerweise ihre Wohnbereiche als eigene Häuslichkeit definieren, weil nur so für die Bewohner eine **Abrechenbarkeit** ambulanter Pflege- und Betreuungsleistungen möglich war und ist. Somit entwickelten sich aus den traditionellen Heimen drei Heimtypen:

- Altenheime **ohne Versorgungsvertrag** nach dem SGB XI, die primär infolge einer Besitzstandswahrung ihrer derzeitigen Bewohner lebendig gehalten werden
- Altenheime als stationäre Einrichtungen **im Sinne des Heimgesetzes** – aber als eigene Häuslichkeit definiert – mit ambulantem Versorgungsangebot
- Pflegeheime **mit Versorgungsvertrag** nach dem SGB XI, also zugelassene Pflegeeinrichtungen, deren Bewohner durch den MDK

die stationäre Pflegebedürftigkeit und die Zuerkennung einer Pflegestufe bescheinigt ist[51]

„**Hausgemeinschaften** werden – in der Regel – als zugelassene und pflegesatzfinanzierte vollstationäre Einrichtungen betrieben. Als Heime unterliegen sie u. a. dem Heimgesetz."[52]

Vier Generationen im Pflegeheimbau

Interessant ist eine geschichtliche Betrachtung des Pflegeheimbaus. Hans-Peter Winter[53] (Leiter der Abteilung Architektur beim Kuratorium Deutsche Altershilfe Köln) unterscheidet vier aufeinander folgenden Formen.

- **1. Generation** (40er bis Anfang der 60er-Jahre): Leitbild der Pflegeheimbauten aus dieser Zeit war das der „**Verwahranstalt – Insasse wird verwahrt**". In dieser Zeit wurde den Häusern weder ein Wohn- noch ein Pflegekonzept zugrundegelegt. Man stellte lediglich eine „Schlaf- und Essenplatz" zur Verfügung. Mehrbettzimmer waren normal. 13 qm Wohnfläche pro Bewohner, lange Flure, minimale Wohnraumgestaltung gehörten zur üblichen Ausstattung. Gemeinschaftsräume gab es in der Regel nicht.
- **2. Generation** (60er bis 70er-Jahre): Leitbild der Pflegeheimbauten war hier das „**Krankenhaus – Patient wird behandelt**". In diesen Jahren stand die Verbesserung der technischen und hygienischen Ausstattung für die optimale Versorgung und Behandlung der Patienten im Vordergrund. Endlos lange Flure („Angströhren") mit aneinander gereihten (Mehr-)Bettzimmern und eine sterile und unpersönliche Atmosphäre bestimmten die übliche Form des Heimes.
- **3. Generation** (80er-Jahre): Leitbild der Bauten war das „**Wohnheim-Bewohner wird aktiviert**". In den 80er-Jahren achtete man darauf, mehr die individuelle Wohnraumgestaltung auch in Pflegeabteilungen zu berücksichtigen. Gemeinschaftsräume wurde geschaffen. Man versuchte, die Selbstständigkeit der alten Menschen wieder mehr zu betonen, eine aktivierende Pflege zu praktizieren. Wohngruppen mit Einzelzimmern und Wohnküchen wurden eingerichtet.

- **4. Generation** (ab Ende der 90er-Jahre): Leitbild der Heimbauten ist nun die „**Familie – Alte Menschen erleben Geborgenheit und Normalität**". In den letzten Jahren versuchte man sukzessive, heimtypische starre Strukturen und Regelungen abzuschaffen. In den so genannten **Hausgemeinschaften** oder Cantous leben sechs bis acht pflegebedürftige und bzw. oder psychisch erkrankte Senioren so normal wie möglich zusammen.

■ *Mehr Lebensqualität in Heimen*

4

In Bayern stehen derzeit 61 000 Pflegeplätze in Altenheimen zur Verfügung, d. h. die Pflegeplätze wurden aus unterschiedlichsten Ursachen „seit 1970 versechsfacht." [54]

In jüngster Zeit lösen sich die Unterscheidungen zwischen den verschiedenen Heimtypen immer mehr auf. Wie schon der geschichtliche Abriss zeigte, zielen die moderneren Einrichtungen nun darauf, ein Leben in **Geborgenheit** und **Normalität** für die Bewohner bereitzustellen. Wenn man die Münchner Situation in der stationären Altenhilfe betrachtet, so steht diese Entwicklung noch ganz am Anfang. Nach wie vor existieren sehr viele herkömmliche Pflegeheime mit (Zweibett)zimmern ohne eigene Möblierung, ohne abschließbare Privatbereiche und die Möglichkeit, eigene Haustiere zu haben.

In ihren zahlreichen Veröffentlichungen fordern das Deutsche Zentrum für Altersfragen und besonders das Kuratorium Deutsche Altershilfe mehr Wohn- und Lebensqualität in Heimen. Was **bauliche Qualitätsstandards** anbelangt, liegen viele Veröffentlichungen des KDA[55] vor.

Herkömmliche Seniorenwohn- und Pflegeheime müssen abgeschafft werden. Die modernen, kleinen Hausgemeinschaften ("Cantous") orientieren sich am Leitbild „Familie" und versuchen Normalität und Geborgenheit herzustellen. In Hausgemeinschaften lassen sich intergenerative Konzepte gut integrieren.

4.3 Heimbewohner

In einer Infratest-Studie von 1994 wurde eine Zunahme der Inanspruchnahme von Heimplätzen vor allem bei den über 85-jährigen festgestellt.[56] Das **Durchschnittsalter** der Heimbewohner in Deutschland wurde von Infratest 1994 bei 81 Jahren[57] ermittelt. In einer Kurzmeldung in der Süddeutschen Zeitung vom 23. 2. 98 wird das durchschnittliche **Heimeintrittsalter** in Bayern von der damaligen Sozialministerin Stamm jetzt bei 86 Jahren angegeben.

■ Gründe für den Heimeinzug

Als die Forscher der Infratest-Studie sich bei den Heimbewohnern erkundigen, warum sie in ein Heim übersiedelten, „gaben 62 Prozent an, dass sie nicht alleine baden könnten. 32 Prozent der Befragten sagten, dass sie nicht in der Lage seien, ohne Hilfe die Toilette zu benutzen."[58]

Es ist deutlich zu erkennen, dass die Bewohner aufgrund eines **gestiegenen Hilfs- und bzw. oder Pflegebedarfs** aus der eigenen Häuslichkeit ins Heim umgezogen sind. Sie sind also nicht ohne triftigen Grund, also mehr oder weniger unfreiwillig, umgezogen.

■ Verweildauer

Die von Infratest erhobene Verweildauer mit 54 Monaten wird von den Forschern relativiert: „Die Querschnittsbetrachtung unterschätzt dabei den Anteil der Bewohner, die nur über einige Monate bis zum Tod in einer Alteneinrichtung leben. Trotzdem wäre es aber verfehlt, Alteneinrichtungen bereits jetzt hauptsächlich als Orte der Pflege und Sterbebegleitung zu definieren. In Anbetracht der vorhandenen langen Verweildauer einer nicht unerheblichen Anzahl von Bewohnern zeigt vielmehr, dass Alteneinrichtungen in Deutschland noch immer eine gängige und auch **längerfristige Wohn- und Lebensalternative** für ältere bzw. hochbetagte Menschen darstellen."[59]

Der Anteil der Frauen in deutschen Heimen beträgt 79 %. So können Altenheime zurecht als „Frauenhäuser" bezeichnet werden.

■ Bewohner mit psychischen Erkrankungen

In der Infratest-Studie wird aufgrund von Aussagen von Pflegern und Betreuern ein Anteil von 47 % der Bewohner angenommen, die an dementiellen oder sonstigen psychischen Erkrankungen leiden.[60] Klie[61] und Rasehorn[62] setzen diesen Anteil bzgl. der Pflegeheimbewohner viel höher an: Ca. 40 % der Altenheimbewohner und sogar über 80 % der Pflegeheimbewohner können als verwirrt und bzw. oder psychiatrisch behandlungsbedürftig angesehen werden. Die große Mehrheit der Heimbewohner (57 %) benötigt einen Altenpflegeplatz, 31 % einen Altenheimplatz und nur 12 % einen Altenwohnheimplatz.[63]

 In den derzeitigen Pflegeheimen befinden sich überwiegend schwer- oder schwerstpflegebedürftige, oft psychisch erkrankte, hochbetagte Menschen. Bei intergenerativen Projekten in der stationären Altenhilfe muss dieses Bewohnerprofil berücksichtigt werden.

4.4 Wohn- und Lebensqualität

In den alten Bundesländern bewohnen 57 % der alten Menschen in Heimen ein Einzelzimmer (neue Bundesländer: 36 %), 39 % leben in einem Zweibettzimmer (neue Bundesländer: 52 %) und 4 % in einem Drei- oder Vierbettzimmer (neue Bundesländer: 12 %).[64] Es wird darauf hingewiesen, dass die **Ausstattung** stark variiert.

Lebensqualität kann auch an „**zugestandenen Handlungsspielräumen**" gemessen werden. Die Infratest-Forscher fanden heraus,

„dass in den Altenheimen 90 % der Bewohner ihre Wohnräume selbstständig möblieren können und sie das Haus jederzeit verlassen und über ihr Bargeld selbstständig verfügen können. 81 % der Altenheimbewohner haben einen eigenen Zimmerschlüssel, 86 % brauchen sich ihre Aufstehens- und Zubettgehzeiten nicht vorschreiben zu lassen. Die Zeiten, wann es Essen gibt, sind allerdings für 62 % der Bewohner festgelegt."[65]

In Pflegeheimen sind die **Freiräume** für die Bewohner geringer. Nur 80 % können ihre eigenen Möbel aufstellen. 75 % können über die Zeit, wann sie aufstehen oder zu Bett gehen, selbst bestimmen und nur 36 % haben einen eigenen Zimmerschlüssel.[66]

 Nach wie vor finden sich in deutschen Heimen viele Aspekte, die auf eine „totale Institution"[67] hindeuten. Eine Verbesserung der Lebens- und Wohnqualität in den Heimen ist dringend erforderlich. Die Umsetzung eines Konzepts zur Generationenarbeit kann ein Mosaikstein dabei sein.

4.5 Soziale Beziehungen

In der Infratest-Studie wurde 1994 herausgefunden, dass „zwei Drittel der Bewohner häufig **Sozialkontakte** innerhalb der Station oder des entsprechenden Wohnbereichs pflegten, nur noch 27 % [trafen sich mit] Bewohnern anderer Stationen und Wohnbereiche."[68]

Fast jeder dritte Heimbewohner (30 %) hat keinen Kontakt zu Angehörigen, Verwandten oder Bekannten. Nachdem aber fast jeder zweite Bewohner ein- bis mehrfach wöchentlich oder sogar täglich Kontakte zu Personen von außerhalb hat, kann man nicht generell von einer **Isolation** oder einem Verlust familiärer Kontakte bei der Übersiedlung in ein Heim ausgehen. Die jeweiligen **familiären Beziehungen** wirken sich entscheidend darauf aus, wie sich die Kontakte beim Heimübertritt gestalten. Unerlässlich ist die Förderung

der Kontakte der Heimbewohner, um ihre Isolation zu vermeiden.[69]
Die Forscher der Infratest-Gruppe übten Kritik am „**Institutionscharakter** von Pflegeheimen, der eine persönliche Beziehung zwischen Bewohner und Personal verhindert." Sie folgerten: „Führungskräfte in den Heimen haben Qualitäten in der Personalführung zu besitzen, die Qualifikation der Mitarbeiter muss nachhaltig gefördert werden und Stellenbeschreibungen müssen klar und eindeutig sein."[70]

Eine zentrale Aufgabe der Mitarbeiter eines Heims besteht darin, die Bewohner beim Kontaktaufbau und der Kontaktförderung zu unterstützen, um Isolation zu vermeiden. Hier knüpft die inner- und außerfamiliäre Generationenarbeit in der stationären Altenhilfe an.

4.6 Stationäre Altenhilfe in der Kritik

In Deutschland nehmen in den letzten Jahren die **Pflegeskandale** in den Heimen zu. Die stationäre Altenhilfe gerät immer mehr in die Kritik. Einzelne Heime unternehmen enorme Anstrengungen, um den gewachsenen Anforderungen aufgrund gesellschaftlicher Veränderungen, z. B. Demographie, Einführung der Pflegeversicherung, mit einer professionellen Altenpflege, die die Biografie, Interessen, Bedürfnisse und die früheren Lebenswelten der alten Menschen berücksichtigt, zu entsprechen. Sie orientieren sich dabei nicht nur an den **Qualitätsanforderungen,** die sich aus dem SGB XI entwickeln, sondern ergänzen diese. Das zeigt sich z. B. anhand von besonderen Betreuungsleistungen für dementiell erkrankte alte Menschen. So lange aber keine grundlegenden **strukturellen sozialpolitischen Veränderungen** in der stationären Altenhilfe unternommen werden, bleiben diese Einzelanstrengungen eine Sisyphus-Arbeit.

■ **Zeit für Veränderungen**

- Die **Wohn- und Pflegemodelle** für schwerstpflegebedürftige, sterbende oder psychisch erkrankte alte Menschen in stationären Einrichtungen müssen überdacht und fortentwickelt werden. Ansätze, z. B. das Hausgemeinschaften-Modell, liegen vor.
- Das **klassische Pflegeheim** mit Zweibettzimmern ohne eigene Möblierung, ohne abschließbaren Privatbereich, ohne die Möglichkeit, eigene Haustiere zu halten, mit langen Gängen und Funktionspflege existiert immer noch viel zu oft. Diese Form des Pflegeheims hat längst ausgedient.
- Schon aus ethischen Gesichtspunkten muss sich eine verantwortungsbewusste Gesellschaft auch der Frage stellen, wie die Pflege und Betreuung dieser Zielgruppen **professionalisiert** und **finanziert** werden soll.

4

■ **Abbau von Isolation**

Alte Menschen siedeln meist unfreiwillig in ein Pflegeheim über, oft aus Gründen gestiegener Hilfs- und Pflegebedürftigkeit, die in der eigenen Häuslichkeit von ihnen und ihren Angehörigen nicht mehr zu bewältigen war. In den Heimen leben hochbetagte, schwer- und schwerstpflegebedürftige, oft psychisch erkrankte Menschen. Sie müssen mit einem geringen Standard an Wohn- und Lebensqualität zurechtkommen. Fast jeder dritte Heimbewohner hat gar keinen oder seltener als einmal im Monat Kontakt zu Angehörigen, Verwandten und Bekannten. Isolation hängt zwar immer mit **biografischen Faktoren** und mit den **familiären Situationen** zum Zeitpunkt des Übertritts in ein Heim zusammen, manchmal wird Isolation aber auch durch eine Heimübersiedlung und eine **ungünstige Heimstruktur** hervorgerufen.[71]

■ **Spielräume für die Heime**

Trotz dieser schlechten Rahmenbedingungen der derzeitigen stationären Altenhilfe gibt es für die Heime Spielräume in der Gestaltung ihrer Leistungen für die Bewohner. **Generationenarbeit** kann ein möglicher Ansatzpunkt sein.

Wenn sich die Bewohner, die Mitarbeiter und die Leitung eines Heims mit dem Thema der inner- und bzw. oder außerfamiliären Generationenbeziehungen beschäftigen und auf ihr Haus adaptierte intergenerative Modelle erproben, werden interessierten Bewohnern die Möglichkeit zu generationsübergreifenden Kontakten geboten. Dies ist ein Beitrag zur „Öffnung eines Heims." Solche Heime können sich in der **Fachöffentlichkeit** mit einem modernen Generationenkonzept profilieren und verbessern vielleicht sogar ihre Position in der Konkurrenz um potentielle Heimbewohner.

Mitarbeiter des Heimes sollten ein den eigenen Rahmenbedingungen angepasstes Modell intergenerativer Arbeit in der Öffentlichkeit präsentieren, diskutieren und kontinuierlich weiterentwickeln. Ein Austausch mit anderen Jung-und-Alt-Projekten und intergenerative Fortbildungen sind für eine professionelle Generationenarbeit unerlässlich.

Generationenarbeit mit psychisch erkrankten Heimbewohnern

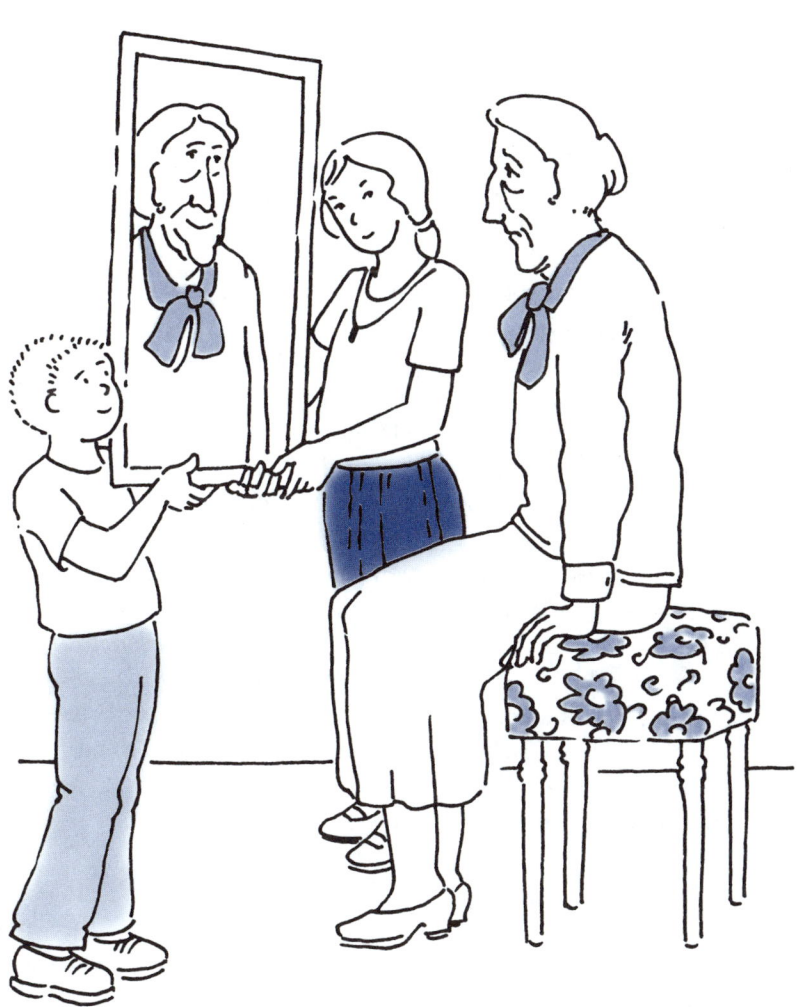

Aus epidemiologischen Studien ist bekannt, dass etwa 25 % der Senioren, die 65 Jahre oder älter sind, von einer psychischen Störung oder Erkrankung betroffen sind. Man vermutet 15 % dieser Senioren sind behandlungsbedürftig.[72] Psychische und körperliche Erkrankungen gehen oft miteinander einher.[73] Etwa 20 % der psychisch erkrankten Senioren leben in Heimen. Bei den über 65-jährigen sind die dementiellen, die depressiven und die Angst-Syndrome die am meisten auftretenden psychischen Erkrankungen.[74]

■ *Diagnose — mehrdimensional*

Gerade im Alter ist die Differenzierung zwischen gesundem und krankhaftem Verhalten schwierig. Schleichende Übergänge kommen häufig vor. **Objektive Kriterien** erleichtern die Diagnosenstellung zwar, aber **subjektive, gesellschaftliche** und **biografisch** beeinflusste Einstellungen des Diagnostikers, Therapeuten, des Betroffenen und der Bezugspersonen prägen die Einschätzung, ob es sich um normales oder anormales Verhalten handelt, mit.

Im Alter ergibt sich immer ein **Veränderungsprozess,** von „Abbau" zu sprechen ist falsch. Für die Diagnose und während der Behandlung ist immer ein mehrdimensionales Vorgehen erforderlich, das quantitative, qualitative und zeitlich begrenzte Veränderungen, aber auch **Kompetenzen** des betroffenen alten Menschen miteinbezieht. Mehrdimensionales Vorgehen heißt, dass die physischen, psychischen, sozialen, ökologischen, z. B. Wohnort, Wohnung, soziales Umfeld, Einschränkungen und Ressourcen des betroffenen psychisch erkrankten alten Menschen sowohl bei der Diagnose als auch bei der Therapie berücksichtigt werden. Gerade die Bewältigung des Alltags stellt für viele psychisch Erkrankte eine große Schwierigkeit dar. Hierfür müssen in der Behandlung Unterstützungsmöglichkeiten aufgezeigt werden.

■ *Therapie — interdisziplinär*

Eine Therapie einer psychischen Erkrankung darf nie bei einer rein **medikamentösen Behandlung** stehen bleiben. Verschiedene Berufsgruppen, z. B. Fachärzte, Psychotherapeuten, Psychologen, Sozialpädagogen, Fachkrankenschwestern für Psychiatrie, arbeiten in enger Rücksprache mit dem Betroffenen und seinen engsten Bezugspersonen interdisziplinär zusammen, wobei nach der Diagnose ein **Therapieplan** erstellt, umgesetzt und kontinuierlich evaluiert wird.[75]

Alte Menschen können von psychischen Erkrankungen oder Störungen schon (lebens-)lang betroffen sein, oder sie treten im Alter neu auf oder sie kehren wieder. In der Regel treffen viele auslösende Faktoren, z. B. genetische, psychologische, umweltbedingte, soziale, zusammen, damit eine psychische Erkrankung auftritt.[76]

 Die Beteiligung an einem intergenerativen Projekt mit Kindern oder Jugendlichen kann Senioren mit leichteren psychischen Erkrankungen helfen, ihren Alltag lebendiger zu gestalten und zu strukturieren. Durch die Begegnung mit den jungen Menschen können positive therapeutische Effekte bezüglich der psychischen Erkrankung erzielt werden.

5.1 Krankheitsbilder

In diesem Kapitel sollen die **Depression** und die **Demenz** als die zwei der häufigsten psychischen Erkrankungen im Alter kurz vorgestellt werden. Am Ende wird diskutiert, welche Möglichkeiten und Grenzen bei intergenerativen Projekten mit psychisch erkrankten Pflegeheimbewohnern bestehen. Es würde an dieser Stelle zu weit führen, Verwirrtheitszustände und verschiedene Arten von Demenzen, verschiedene Formen von Depressionen, ihre Diagnose- und Behandlungsmöglichkeiten und Hinweise zum Umgang mit den betroffenen alten Menschen im Einzelnen vorzustellen. Hierzu sei an die einschlägigen Fachbücher für Gerontopsychiatrie verwiesen.

5.1.1 Depression

Rechnet man mildere Formen depressiver Störungen sowie die **resignativ-depressive Reaktionen** bei anderen psychischen und körperlichen Erkrankungen mit, dann sind die Depressionen vermutlich die häufigsten und während allen Lebensabschnitten vorkommenden psychischen Beeinträchtigungen. Die Wahrscheinlichkeit, im Laufe des Lebens eine Depression zu erleiden, liegt bei bis zu 12 % für Männer und bis zu 26 % für Frauen. Insgesamt spricht man von einem **Morbiditätsrisiko** für Depression von 17 %.[77]

Neben einem umfassenden medizinischen Untersuchungsprogramm mit einschlägigen psychiatrischen und psychologischen Tests ist es für die Diagnose erforderlich, sich an den gängigen Kriterien des **DSM-IV** oder **ICD-10** zu orientieren. Das Diagnostische und Statistische Manual psychischer Störungen (DSM-IV) und die Internationale Klassifikation der Krankheiten (ICD-10) stellen jeweils eine **Richtschnur** mit solchen Kriterien für die Diagnose dar.

■ *Kriterien der Major-Depression nach dem DSM-IV*

A. Mindestens fünf der folgenden Symptome bestehen während derselben Zwei-Wochen- Periode und stellen eine Änderung gegenüber der vorher bestehenden Leistungsfähigkeit dar; mindestens eines dieser Symptome ist entweder eine depressive Verstimmung oder der Verlust an Interesse oder Freude:

- Depressive **Verstimmung** an fast allen Tagen, für die meiste Zeit des Tages, vom Betroffenen selbst berichtet, z. B. fühlt sich traurig oder leer oder von anderen beobachtet, z. B. erscheint den Tränen nahe
- Deutlich **vermindertes Interesse** oder Freude an allen oder fast allen Aktivitäten, an fast allen Tagen, für die meiste Zeit des Tages (entweder nach subjektivem Ermessen oder von anderen beobachtet)
- Deutlicher **Gewichtsverlust** ohne Diät oder Gewichtszunahme (mehr als 5 % des Körpergewichts in einem Monat) oder verminderter oder gesteigerter Appetit an fast allen Tagen
- **Schlaflosigkeit** oder vermehrter Schlaf an fast allen Tagen

- **Psychomotorische Unruhe** oder Verlangsamung an fast allen Tagen (durch andere beobachtbar, nicht nur das subjektive Gefühl von Rastlosigkeit oder Verlangsamung)
- **Müdigkeit** oder Energieverlust an fast allen Tagen
- Gefühle von **Wertlosigkeit** oder übermäßige oder unangemessene **Schuldgefühle** (die auch wahnhaftes Ausmaß annehmen können) an fast allen Tagen (nicht nur Selbstvorwürfe oder Schuldgefühle wegen des Krankseins)
- Verminderte Fähigkeit zu denken oder sich zu konzentrieren oder **verringerte Entscheidungsfähigkeit** an fast allen Tagen (entweder nach subjektivem Ermessen oder von anderen beobachtet).
- Wiederkehrende Gedanken an den Tod (nicht nur Angst vor dem Sterben), wiederkehrende **Suizidvorstellungen** ohne genauen Plan, tatsächlicher Suizidversuch oder genaue Planung eines Suizids

B. Die Symptome erfüllen nicht die Kriterien einer gemischten Episode.

C. Die Symptome verursachen in klinisch bedeutsamer Weise Leiden oder Beeinträchtigungen in sozialen, beruflichen oder anderen wichtigen Funktionsbereichen.

D. Die Symptome gehen nicht auf die direkte körperliche Wirkung einer Substanz, z. B. Droge, Medikament, oder medizinischen Krankheitsfaktors, z. B. Hypothyreose, zurück.

E. Die Symptome können nicht besser durch einfache Trauer erklärt werden, d. h. nach dem Verlust einer geliebten Person dauern die Symptome länger als zwei Monate an oder sie sind durch deutliche Funktionsbeeinträchtigungen, krankhafte Wertlosigkeitsvorstellungen, Suizidgedanken, psychotische Symptome oder psychomotorische Verlangsamung charakterisiert.[78]

 Senioren, die von leichteren Depressionen betroffen sind, können auf Wunsch und unter Berücksichtigung ihrer Biografie durchaus an intergenerativen Projekten mit Kindern oder Jugendlichen beteiligt werden.

5.1.2 Demenz

Man geht in epidemiologischen Studien davon aus, dass in Deutschland momentan ca. 900 000 bis 1,3 Millionen Menschen an einer dementiellen Erkrankung leiden. Bis ins Jahr 2030 ist mit einem **Anstieg** auf 1,3 bis 2,2 Millionen Betroffenen zu rechnen.[79] Nach der Berliner Altersstudie[80] leiden derzeit 14 % der 70-Jährigen und Älteren an einer Demenz. Bei den über 90-jährigen sind 43 % betroffen. Bei den über 95-jährigen kann sogar von 60 % ausgegangen werden, die von einer Demenzerkrankung betroffen sind. Selbst dementiell Erkrankte in mittleren Stadien werden in 60 % der Fälle **zu Hause** versorgt, nur 40 % leben in **Heimen,** in den Heimen leiden ungefähr 65 % der Bewohner an dementiellen Erkrankungen.[81]

Bei zunehmenden Alter der Senioren ist ein deutlicher Anstieg an dementiellen Erkrankungen zu erkennen. Sie sind ein wesentlicher Faktor, der zu pflegerischen oder institutionellen Versorgungsbedarf führt. In Pflegeheimen leiden etwa 65 % der Bewohner an dementiellen Erkrankungen.

■ *Leichte Vergesslichkeit*

Generell ist das **Langzeitgedächtnis** bei Senioren besser erhalten als das **Kurzzeitgedächtnis.** Eine im Vergleich zu früheren Lebensphasen leicht gestiegene Vergesslichkeit, d. h. eine leichte Veränderung in der **kognitiven Leistungsfähigkeit** im Alter – gerade was aktuelle Ereignisse anbelangt, wenn sie nicht von besonderer Bedeutung für den Betreffenden sind – ist normal. **Trainingseffekte** des Berufs- und Alltagslebens aus früheren Jahren, die die Gedächtnisleistungen stabilisieren, gehen verloren, wenn nicht entsprechende neue, individuell angepasste Betätigungen, z. B. Besuche von Kursen, Pflege von Hobbies und Interessen, tägliche Information über aktuelles Tagesgeschehen durch Medien, Mitwirkung in Interessensverbänden, Parteien oder Kirchengemeinden, Tätigkeiten im

Senior-Expert-Service, Bürgerschaftliches Engagement, Ehrenämter, Großelternfunktionen, gesucht und praktiziert werden.

■ Pathologischer Zustand

Ganz wichtig ist die Unterscheidung einer solchen leicht gestiegenen Vergesslichkeit zu einem pathologischen Zustand. Nur wenn tatsächlich eine **Verschlechterung** des Gedächtnisses und anderer kognitiver Funktionen nachweisbar ist, die über die im Rahmen des normalen Alternsprozesses zu erwartende Veränderung hinausgehen, und wenn weitere Symptome zu einer Beeinträchtigung in sozialen und beruflichen Funktionsbereichen führen, kann von einer Demenz ausgegangen werden (☞ Kriterien nach dem DSM-IV).

■ Schwierige Diagnose

In der Praxis der Altenarbeit und Altenhilfe begegnet man unterschiedlichsten Krankheitsbezeichnungen oder Zustandsbeschreibungen der Betroffenen: Altersvergesslichkeit, Altersverwirrtheit, Desorientierung, Senilität, Cerebralsklerose, HOPS, Demenz, Multi-Infarkt-Demenz, Alzheimer Erkrankung. Leider werden die **Fachtermini** nicht immer richtig angewandt. Die Kriterien des **DSM-IV** oder **ICD-10** sollten bei der schwierigen Diagnose, die ohne umfassenden medizinische Untersuchungen, Labordiagnostik, apparative Untersuchungen, und Tests, z. B. klinische Demenztests, neuropsychologische Tests, nicht möglich ist, herangezogen werden.

■ Organische Veränderungen

Trebert[82] wählt als Oberbegriff „**Organisch bedingte psychische Störungen.**" Eine organische Veränderung ist meist die Grundlage zur Entwicklung der Störung, was aber nicht heißt, dass psychosoziale Faktoren auf den Verlauf der Krankheit keinen Einfluss hätten.
Die häufigsten Erscheinungsformen dieser organisch bedingten psychischen Störungen sind:

- Verwirrtheitszustände (Delirzustände, vorübergehend)
- Demenzen

■ Alzheimer-Krankheit

Kurz[83] erläutert, dass die Alzheimer-Krankheit (AD) in den meisten Teilen der Welt die häufigste Ursache einer Demenz verkörpert. Sie macht rund 70 % aller zugrunde liegenden Krankheiten aus. Die zerebrovaskulären Krankheiten und die Mischformen von AD und zerebrovaskulärer Krankheit schließen sich der Häufigkeit nach mit je rund 15 % an zweiter Stelle an. Die Parkinson'sche Krankheit hat einen Anteil von 5 %. Alle anderen Ursachen wie Lewy-Körper-Krankheit, Frontallappen-Degenerationen oder Creutzfeldt-Jakob-Erkrankung sind selten. Betrachtet man sehr alte Demenzpatienten, so ist der Anteil der AD unter den Ursachen höher als 70 %. Wie eingangs schon erwähnt, können nicht alle Demenzarten aufgefächert und vorgestellt werden. Als Beispiel werden hier die Kriterien der Demenz vom Alzheimer Typ vorgestellt.

■ Kriterien der Demenz vom Alzheimer Typ nach dem DSM-IV

A. Entwicklung multipler kognitiver Defizite, die sich zeigen in
- einer **Gedächtnisbeeinträchtigung** (beeinträchtigte Fähigkeit, neue Informationen zu erlernen oder früher Gelerntes abzurufen) und in
- mindestens einer der folgenden kognitiven Störungen:
  - **Aphasie** (Störung der Sprache)
  - **Apraxie** (beeinträchtigte Fähigkeit, motorische Aktivitäten auszuführen trotz intakter Motorik)
  - **Agnosie** (Unfähigkeit, Gegenstände wieder zu erkennen oder zu identifizieren trotz intakter sensorischer Funktionen)
  - Störungen der **Exekutivfunktionen** (d. h. Planen, Organisieren, Einhalten einer Reihenfolge, Abstrahieren)

B. Jedes der kognitiven Defizite aus den Kriterien A1 und A2 verursacht in bedeutsamer Weise Beeinträchtigungen in sozialen oder beruflichen Funktionsbereichen und stellt eine deutliche Verschlechterung gegenüber einem früheren Leistungsniveau dar.

C. Der Verlauf ist durch einen schleichenden Beginn und fortgesetzten kognitiven Abbau charakterisiert.

D. Die kognitiven Einbußen in Kriterium A1 und A2 sind nicht zurückzuführen auf:

- andere Erkrankungen des Zentralnervensystems, die fortschreitende Defizite in Gedächtnis und Kognition verursachen, z. B. zerebrovaskuläre Erkrankung, Parkinsonsche Erkrankung, Huntingtonsche Erkrankung, subdurale Hämatome, Normaldruckhydrocephalus, Hirntumor
- systemische Erkrankungen, die bekanntlich eine Demenz verursachen können (z. B. Hypothyreose, Vitamin B12-Mangel oder Folsäuremangel, Niacin-Mangel, Hyperkalzämie, Neurolues, HIV-Infektion)
- substanzinduzierte Erkrankungen

E. Die Defizite treten nicht ausschließlich während eines Delirs auf.

F. Die Störung kann nicht durch eine andere Störung auf Achse I, z. B. Major Depression, Schizophrenie, besser erklärt werden.[84]

■ Mehr als Medikamente

Eine **Unterstützung** und **Hilfe** für von Demenzerkrankungen betroffene alte Menschen muss folgende Faktoren berücksichtigen:

- Stadium und Ausprägung der Erkrankung
- soziales Umfeld des Betroffenen
- Angebotsstruktur in der Umgebung des Betroffenen[85]

Gerade weil „nur in Ausnahmefällen (…) eine ärztliche Intervention (hier ist eine medikamentöse Therapie gemeint, Anmerk. der Verfasserin) bei Demenzen zu einer dauerhaften Beseitigung der Ursachen und Störungen" beiträgt[86], sollte nicht vergessen werden, dass

- durch eine umfassende, mehrgleisige (also nicht nur medikamentöse Therapie) und Intervention der Verlauf der Erkrankung stark verlangsamt werden kann
- Pflegebedürftigkeit erst später eintritt
- das Krankheitserleben positiv beeinflusst werden kann

- Angehörige und Bezugspersonen langfristig unterstützt werden können.[87]

Diese Erkenntnisse sollten Mut machen, gerade in der Alltagsgestaltung in der eigenen Häuslichkeit oder auch im Heim durch einfache Angebote den dementiell Erkrankten zu unterstützen. Intergenerative Projekte können hier ein kleiner Mosaikstein in einem mehrgleisigen Vorgehen mit medikamentöser Behandlung und anderen Therapieverfahren sein.

Senioren mit dementiellen Erkrankungen in frühen Stadien können auf Wunsch und unter besonderer Berücksichtigung ihrer Biografie durchaus in intergenerative Projekte integriert werden. In vielen Fällen kann das Krankheitserleben eines dementiell Erkrankten durch die Teilnahme positiv beeinflusst werden.

5.2 Spezielle Anforderungen an die Arbeit mit psychisch erkrankten Heimbewohnern

In Studien[88] konnte immer wieder gezeigt werden, dass sich das **Verhalten** von depressiven oder dementiell erkrankten Heimbewohnern in intergenerativen Interessensgruppen positiv ändert. Allerdings ist eine sehr sorgfältige Planung, Vorbereitung, Durchführung, Begleitung und Auswertung der einzelnen Projekttreffen und des gesamten Projekts unerlässlich.

■ Einmalige Begegnungen

Einmalige Jung-und-Alt-Begegnungen sind bei psychisch erkrankten Heimbewohnern nicht sinnvoll, da sich die Beteiligten nicht kennen lernen können. So verstärken sich gegenseitige Vorurteile und Klischees. Außerdem werden bei depressiven Heimbewohnern Verlust-, Trauer- und Wertlosigkeitsgefühle nach einer einmaligen Begegnung mit jungen Menschen eher verstärkt.

■ Projektleiter

Der Projektleiter ist stärker in der **Vorbereitung** und **Begleitung** der Kinder oder Jugendlichen gefordert als bei Projekten mit aktiven Senioren. Er muss die Kinder oder Jugendlichen grob über die Krankheitsbilder informieren, ihnen zunächst unverständliche Verhaltensweisen der psychisch erkrankten Senioren in der Situation oder nach dem Gruppentreffen erklären und mit den Kindern oder Jugendlichen und ihren Eltern darüber eng im Gespräch bleiben.

Die **Qualifikation** und **Erfahrung** des Projektleiters ist bei intergenerativen Projekten mit psychisch erkrankten Heimbewohnern besonders wichtig. Auf ein abgeschlossenes Studium der Gerontologie, Sozialpädagogik, der Psychologie oder der Pädagogik, fundierte gerontopsychiatrische Kenntnisse und einschlägige gruppendynamische Erfahrungen sollte hier nicht verzichtet werden.

Bedeutsam ist, dass dem Projektleiter das **Medium** bzw. das **Thema**, mit dem sich junge und alte Menschen beschäftigen wollen, sehr vertraut ist. Sein Hauptaugenmerk muss in der Begleitung der psychisch Erkrankten und der Kinder liegen.

 Von besonders hoher Bedeutung ist bei intergenerativen Projekten mit psychisch erkrankten Senioren das Auswahlverfahren für die Projektmitglieder, die kontinuierliche Teilnahme und die Qualifikation und Erfahrung des Projektleiters.

5.2.1 Auswahl der Projektteilnehmer

Welche **Faktoren** müssen bei der Auswahl der psychisch erkrankten Projektteilnehmer berücksichtigt werden? Bedacht werden muss:

- das Ausmaß der **psychischen Erkrankung**. Bewohner mit schweren Depressionen oder einer hochgradigen Demenzerkrankung sind in intergenerativen Projektgruppen nicht integrierbar
- das Ausmaß der **körperlichen Erkrankungen**. Psychisch erkrankten Heimbewohner, die schwerstpflegebedürftig und dau-

erhaft bettlägerig sind, können in herkömmliche intergenerative Projektgruppen nicht integriert werden
- die **Biografie** des Projektteilnehmers und seine **Gewohnheiten.** Voraussetzung für den Aufbau eines intergenerativen Projekts ist eine solide Biografiearbeit, die auf mehreren professionellen Gesprächen mit dem Betreffenden und seinen Bezugspersonen fußt und anhand eines Biografiebogens erstellt wurde
- das heutige **Interesse** des potiellen Teilnehmers an **Kindern** oder **Jugendlichen**
- das frühere und heutige **Interesse** an möglichen **kommunikationsfördernden Aktivitäten,** z. B. Erzählen, Singen, Kochen, handwerkliche Betätigungen
- die **Bereitschaft,** an zwei Probestunden in einer intergenerativen Gruppe mitzuwirken und sich danach definitiv für oder gegen eine kontinuierliche Mitwirkung zu entscheiden
- die **Ausdauer,** für einen vorher festgelegten Zeitraum, z. B. zehn Projekttreffen, kontinuierlich an der Projektgruppe teilzunehmen

Um das Ausmaß der psychischen Erkrankungen zu ermitteln, helfen folgende Fragen:
- Ist Kommunikation möglich?
- Reagiert der Betreffende auf das Angebot, an einer Jung-und-Alt-Begegnung teilzunehmen?
- Zeigt der betreffende potentielle Projektteilnehmer sehr ungewöhnliche Verhaltensweisen, die vermutlich für Kinder oder Jugendliche schwer verständlich sind?
- Ist er oder sie vermutlich in eine Jung-und-Alt-Projektgruppe einzugliedern?

Für das Erkennen körperlicher Erkrankungen eignen sich folgende Fragen als Richtschnur:
- Ist der potentielle Projektteilnehmer mobil?
- Kann er mit Hilfe eines Gehwagens oder eines Rollstuhls an den Projekttreffen teilnehmen?
- Benötigt er aufgrund seiner Erkrankungen weitere Hilfsmittel, z. B. Hörgerät, starke Brille, die ihn einschränken könnten? Kommt er mit diesen Hilfsmitteln zurecht?

- Muss er häufig die Toilette aufsuchen und benötigt er dabei womöglich sogar Hilfestellung, könnte dies die Projektgruppe stark erschweren?

Wichtige Fragen für die intergenerative Projektarbeit in Bezug auf Gewohnheiten und Interessen der Bewohner sind:
- Hatte er eigene Kinder, gibt es eigene Enkelkinder?
- War sie früher vielleicht sogar Kindergärtnerin oder Lehrerin?
- Sind Einzelheiten über seine Vergangenheit bekannt?
- Welche Rolle spielte er im Dritten Reich? Diese Fragen sind sehr sensibel zu formulieren und vertraulich zu behandeln. Sie sind wichtig, weil nicht „Täter" und „Opfer" in eine Gruppe integriert werden können

Wenn die genannten Voraussetzungen und Faktoren berücksichtigt werden, sind bei intergenerativen Projekten mit psychisch erkrankten Heimbewohnern und Kindern viele positive Wirkungen zu erreichen.

5

5.2.2 Welche Ergebnisse können erzielt werden?

Bei generationsübergreifenden Begegnungen ist es wichtig, mit gemeinsamen Aktivitäten die Projektarbeit zu beginnen, um anfängliche Kommunikationsbarrieren zu überbrücken. Die Auswahl der **kommunikationsfördernden Medien bzw. Aktivitäten,** z. B. Backen, Kochen, Fotografieren oder verschiedene Medien gleichzeitig, muss sich immer an den früheren und heutigen Interessen der jungen und alten Projektteilnehmer, ihren Kompetenzen und ihren Einschränkungen, ihrer Biografie und ihren Lebenswelten orientieren.

 Frühere Beobachtungs-Studien und Ergebnisse von Interviews mit Münchner Heimleitern[89] zeigen immer wieder, dass depressive und dementiell erkrankte Senioren ihr **Verhalten** während der intergenerativen Projekttreffen und zunehmend im normalen Alltag **verändern.**

■ *Gespräche verbinden*

Im Laufe der kontinuierlichen Gruppentreffen im festen Teilnehmerkreis tritt die **Beschäftigung** immer mehr in den Hintergrund
und **Gespräche** gewinnen an Bedeutung. Die psychisch erkrankten alten Menschen treten mit den jungen und den anderen alten
Projektteilnehmern häufiger in **Interaktion.** So beginnen die psychisch erkrankten Senioren öfters von sich aus ein Gespräch,
interessieren sich immer für die Lebenswelt der Kinder oder
Jugendlichen und ihre Weltanschauungen. In der **Vertrautheitsphase** des Gruppenprozesses werden auch zunächst ausgesparte
Themen, z. B. Tod naher Angehöriger, angesprochen. Einige der
alten Projektteilnehmer beginnen sich mit ihrer Vergangenheit
auseinanderzusetzen, ihr Leben im Heim und das Leben außerhalb des Heimes zu reflektieren. Depressives Verhalten tritt
während der Projekttreffen immer seltener auf, reduziert sich
manchmal sogar im Alltag.

■ *Aktivität steckt an*

Nicht alle der älteren Gruppenmitglieder, aber doch einige,
werden in intergenerativen Gruppen selbst aktiv. Die anderen
Gruppenteilnehmer beobachten aktiv das Geschehen. Einige lachen über die Begeisterung aller Beteiligten. Meistens sind auch
die psychisch erkrankten Projektteilnehmer durchaus beteiligt,
eine Ausstellung, eine Film- oder Videovorführung oder eine
Jung-und-Alt-Computerpräsentation vorzubereiten und durchzuführen.
Die **natürliche Herangehensweise** der Kinder an das **kommunikationsfördernde Medium** oder die **Aktivität** überträgt sich auf
die alten Menschen. Die Kinder experimentieren, probieren auch
gerne ihnen zunächst noch unbekannte Tätigkeiten oder Techniken, z. B. beim Fotografieren, bei Film-, Video- oder Computer-
projekten, kreative Betätigungen, neue Rezepte beim Backen, aus.
Diese Begeisterung überträgt sich in der Regel auf die Heimbewohner, auch wenn sie an depressiven oder dementiellen Erkrankungen leiden.

■ **Technische Geräte**

Wenn technische Geräte eingesetzt werden, müssen diese dem **Kompetenzgrad** der dementiell erkrankten Senioren angepasst werden. Es darf keinesfalls zu **Misserfolgserlebnissen** bei den dementiell erkrankten alten Menschen kommen, da diese ja bekanntermaßen Rückzugs- oder Aggressionsverhalten erzeugen können. Auch für depressive alte Menschen sind Misserfolgserlebnisse ungünstig, können depressive Stimmungen, Wertlosigkeitsgefühle verstärken. Also ist auch bei dieser Zielgruppe verstärkt auf leichte **Handhabbarkeit** der Geräte bzw. einfache gemeinsame Aktionen zu achten.

■ **Spaß statt Perfektion**

5

Heimbewohnern mit dementiellen Erkrankungen in Frühstadien sind häufig verzweifelt darüber, vieles nicht mehr so wie früher zu können. In Gruppen mit Kindern (weniger mit Jugendlichen) überträgt sich die Freude und der Spaß an der gemeinsamen Aktivität auf die betroffenen Senioren. Die Kinder unterliegen viel weniger irgendwelchen **Perfektionsansprüchen.** Sie haben z. B. Spaß daran, mit allen gemeinsam einen Kuchen zu backen, das perfekte Aussehen ist für sie weniger wichtig. So gelingt es manchmal, dementiell erkrankten Senioren Mut zu machen, ihre verbliebenen **Ressourcen** zu erkennen und mitzumachen. So kann das Selbstwertgefühl enorm gesteigert werden.

■ **Umgang mit Sprache**

Dementielle Erkrankungen gehen oft mit **Veränderungen in der Sprache** einher. Die Kinder stellen keine hohen Anforderungen an die betroffenen Senioren. Sie lachen mit ihnen, singen mit ihnen Lieder und schaffen es viel leichter – wenn sie entsprechend informiert und begleitet werden – über Fehler beim Sprechen hinwegzusehen, ohne die Senioren ständig auf die Defizite aufmerksam zu machen. Auch hier müssen die Kinder über die dementielle Erkrankung ausreichend informiert werden, muss ihnen gezeigt wer-

den, Defizite mit Humor zu überspielen. So fühlen sich die dementiell Erkrankten akzeptiert und angenommen, was für das
emotionale Erleben von entscheidender Bedeutung ist.

■ Depressive Projektteilnehmer

Kinder oder Jugendliche können manchmal leicht **depressive Senioren**, die sich mit Wertlosigkeitsgefühlen plagen, anregen, gemeinsam etwas zu machen. Die Kinder oder Jugendlichen verstehen
schnell, die Senioren zu motivieren, mit ihnen wieder freudige Erlebnisse zu teilen. Auch hier sind die positiven Effekte für das
Selbstwertgefühl der Senioren enorm.

Die depressiven alten Projektteilnehmer beschäftigen sich nicht nur
mit ihrer Vergangenheit, mit ihren Krankheiten und ihrer eigenen
Person. Sie freuen sich zunehmend auf die Begegnungen mit den
Kindern, beginnen sich für deren Leben zu interessieren. Durch die
kontinuierliche Teilnahme an einer intergenerativen Projektgruppe erleben sich die depressiven Senioren wieder als selbstwirksam.

■ Sozialverhalten der Kinder oder Jugendlichen

Das Sozialverhalten der Kinder oder Jugendlichen entwickelt sich
enorm, d. h. auch sie schöpfen einen **Gewinn** aus der Gruppe. Sie
erleben ohne jegliche Anleitung immer mehr ein Gefühl dafür, ob,
wie und in welchem Maß sie die psychisch erkrankten alten Menschen unterstützen können, ohne den Heimbewohnern ihre verbliebenen Handlungsmöglichkeiten zunichte zu machen. Darüber
hinaus lernen sie, was das **Leben im Heim** und psychische Erkrankungen für den einzelnen alten Menschen bedeuten können. Die
Kinder oder Jugendlichen erfahren aber auch, dass diese alten Menschen noch vieles können und viel Freude an den gemeinsamen
Jung-und-Alt-Aktionen haben. Sie erfahren etwas über die verschiedene Arten zu altern, über verschiedene Formen psychischer
Erkrankungen.

Kinder aus **Großfamilien**, die den täglichen Umgang mit ihren
Großeltern gewohnt sind, integrieren sich oft sehr leicht in Jung-
und-Alt-Gruppen, auch wenn die Bewohner von psychischen Er-

krankungen betroffen sind. Sie gehen auf die Senioren ohne Scheu zu, akzeptieren sie, so wie sie sind.

■ Gegenseitige Unterstützung

Wenn geeignete Teilnehmer gefunden wurden, unterstützen sich die Mitglieder in der **Vertrautheitsphase** einer Projektarbeit bei jeder Jung-und-Alt-Aktion gegenseitig. Sie tauschen sich dabei auch über ihre heutigen und früheren Erfahrungen mit Techniken oder künstlerischen Aktionen aus. Die Senioren erzählen den Kindern, ob, wie und wann solche Techniken früher verwendet wurden. Gespräche über die frühere und heutige **Lebensrealität** der jungen und alten Menschen ergeben sich. Manchmal sind es auch nur kurze, aber bedeutungsvolle Sätze, die ausgetauscht werden.

5

- Psychisch erkrankte alte Menschen, die im Heim leben, sind aufgrund ihrer dreifachen Benachteiligung (Alter, Heim und psychische Erkrankung) häufig sehr isoliert.
- Intergenerative Projekte können helfen, Isolation abzubauen, den Alltag zu strukturieren und angenehme Erlebnisse in Aktionen mit jungen Menschen zu ermöglichen.
- Positive therapeutische Effekte bei den depressiven Senioren und eine Stabilisierung der Emotionen bei den dementiell erkrankten Menschen kommen häufig vor.

5.2.3 Grenzen intergenerativer Arbeit

Intergenerative Projektarbeit mit psychisch erkrankten Heimbewohnern und Kindern oder Jugendlichen kommt schnell an Grenzen. Welche **Faktoren** behindern eine herkömmliche intergenerative Interessens-Projektgruppe mit psychisch erkrankten Heimbewohnern und Kindern oder Jugendlichen so stark, dass vom Aufbau des Projekts abgeraten werden muss:

- **Schwer depressive Senioren,** die sich völlig zurückgezogen haben und keinerlei Interesse zeigen, müssen fachpsychiatrisch und psychotherapeutisch behandelt werden. Eine intergenerative Gruppe, die die Fähigkeiten und Ressourcen der Einzelnen verstärkt, ist keine psychotherapeutische Gruppe! So können schwer depressive alte Menschen auch nicht in eine herkömmliche intergenerative Projektgruppe integriert werden.
- **Hochgradig dementiell erkrankte Senioren** sind in herkömmlichen intergenerativen Interessensgruppen nicht zu integrieren. Schon allein wegen der Verhaltensbesonderheiten, die die Demenz im fortgeschrittenen Stadium in der Regel mit sich bringt, wird die Integration in eine Gruppe mit Kindern oder Jugendlichen unmöglich.
- **Sehr sensible Kinder oder Jugendliche,** bei denen schon in Vorgesprächen mit dem Kooperationspartner (Kindergartenleitung, Lehrer) oder spätestens bei direkten Gesprächen mit den potentiell Interessierten der Verdacht beim Projektleiter aufkommt, sie seien mit einer Begegnung mit psychisch erkrankten alten Menschen überfordert, sollten auch nicht zu Probestunden eingeladen werden. Selbstbewusstsein und eine emotionale Belastbarkeit sind für die Kinder oder Jugendlichen Voraussetzung. Die Empathiefähigkeit des Projektleiters hilft im Vorfeld, dies zu erkennen.
- Wenn keine langfristige **Projektarbeit mit mindestens zehn Projekttreffen** möglich ist, sollte die intergenerative Arbeit mit psychisch Erkrankten nicht begonnen werden. Einmalige Jung- und- Alt-Treffen mit psychisch erkrankten alten Menschen und Kindern oder Jugendlichen sind Alibiveranstaltungen, bei denen sowohl für die jungen und als auch für die alten Menschen nur Fragen, Unverständnis oder Trauer übrig bleiben können.
- Generationsübergreifende Gruppen mit psychisch Erkrankten können **nicht in Form von Großgruppen** abgehalten werden. Intergenerative Gruppe sollten aus sechs bis allerhöchstens acht jungen und alten Teilnehmern bestehen, da die psychisch erkrankten besondere Zuwendung benötigen und den Kindern oder Jugendlichen mehr Erklärungen gegeben werden müssen. In größeren Gruppen gehen die einzelnen Teilnehmer unter.

- **Projektleiter,** die keine ausreichende Qualifikation und Erfahrung mitbringen (☞ Kap. 5.3. und 6.1.1.), sollten intergenerative Projekte mit diesem Klientel nicht aufbauen und durchführen.

- **Intergenerative Projekte mit drei Generationen,** z. B. Kinder, aktive Senioren und hochbetagte Heimbewohner, sind für psychisch erkrankte Senioren nicht unbedingt geeignet. Die Problemlagen werden zu komplex, als das auf die Einzelnen adäquat genug eingegangen werden kann. Nur wenn mehrere Projektbegleiter mit entsprechenden zeitlichen Ressourcen aktiv sind, könnte ein solches Projekt realisiert werden.

- Gerade bei psychisch erkrankten Heimbewohnern müssen die **kommunikationsfördernden Medien** noch ein weiteres Kriterium erfüllen: Sie müssen nicht nur der Biografie, den Gewohnheiten sowie den früheren und heutigen Interessen und Einschränkungen angepasst werden. Sie müssen im besonderen Maße auf dem Kompetenzgrad angepasst werden. **Einfache Aktivitäten** sollten gewählt werden. Selbst bei Ausflügen muss genau überlegt werden, ob evtl. ein dementiell Erkrankter mit dem Wechsel der Umgebung, wenn der Ausflug nicht zu einem aus der Biografie bekannten Ort, Park, Café führt, überfordert ist.

- Ein Projektleiter, der ein intergeneratives Projekt mit psychisch erkrankten Heimbewohnern und Kindern oder Jugendlichen durchführt, ist in besonderem Maße auf die **Unterstützung** und den **Rückhalt** des Heimleitung, der Pflegedienstleitung und der Mitarbeiter angewiesen. Bei dieser Zielgruppe ergeben sich immer wieder unvorhergesehene Zwischenfälle, auf die nur mit der entsprechenden Unterstützung adäquat reagiert werden kann (☞ Kapitel 6 und 7). Wenn diese Unterstützung nicht vorhanden ist, kann ein intergeneratives Projekt mit psychisch erkrankten Heimbewohnern und Kindern oder Jugendlichen nicht begonnen werden.

Tipps für die Praxis

▶ Gruppen mit nicht mehr als acht jungen und alten Teilnehmern besetzen

▶ Wenn möglich, junge Teilnehmer aus Großfamilien auswählen

▶ Möglichst einfache Aktivitäten für die Gruppe planen
▶ Auswahl der Aktvitäten an der Biografie und den heutigen Interessen der alten Menschen orientieren
▶ Nur technische Geräte mit leichter Handhabung auswählen
▶ Auf psychische und physische Überforderung der alten Teilnehmer achten
▶ Unbedingt Unterstützung der anderen Mitarbeiter des Heimes abklären und bereithalten
▶ Gespräche mit einzelnen jungen und alten Teilnehmern zeitlich miteinkalkulieren
▶ Viel Zeit für die Vor- und Nachbereitung der intergenerativen Treffen einplanen

5

Anleitung zur intergenerativen Gruppenarbeit

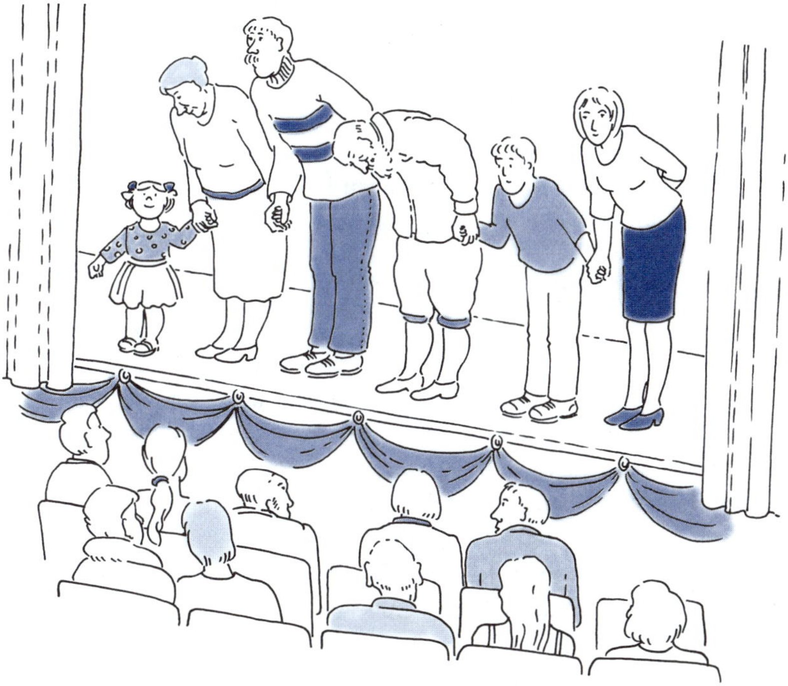

In den vorausgegegangenen Kapiteln wurden Programmtypen intergenerativer Arbeit vorgestellt, viele Projektbeispiele aufgezeigt, das Leben im Seniorenwohn- und Pflegeheim umrissen und die Möglichkeiten und Grenzen intergenerativer Gruppen mit psychisch erkrankten Heimbewohnern diskutiert. Es gibt eine Vielzahl unterschiedlicher intergenerativer Projekte und Begegnungsformen. Welcher Programmtyp, wie viele Generationen beteiligt werden und welche verbindenden Interessen als kommunikationsfördernde Medien gewählt werden, hängt immer primär von den Wünschen, Vorstellungen und Biografien der teilnehmenden hochbetagten Heimbewohnern (evtl. auch aktiven Senioren aus der Umgebung) und Kindern oder Jugendlichen ab. Darüber hinaus bestimmen gerade im Bereich der stationären Altenhilfe auch die **institutionellen Rahmenbedingungen,** z. B. örtliche Gegebenheiten, personelle und fachliche Ressourcen, bisherige Vernetzung mit Einrichtungen der Kinder- und Jugendhilfe oder Schulen, wie sich die Jung-und-Alt-Begegnung gestaltet.

◼ *Professionelle Generationenarbeit*

In diesem Kapitel geht es darum, konkret am Beispiel des fiktiven Seniorenwohn- und Pflegeheims Sonnenschein darzulegen, wie professionelle Generationenarbeit aussehen könnte. Es zeigt daher exemplarisch auf, wie intergenerative Projektarbeit bzw. Kleingruppenarbeit mit hochbetagten Heimbewohnern und Kindern, Jugendlichen oder jungen Erwachsenen aussehen könnte. Der Fokus der stationären Altenhilfe bleibt also wieder erhalten. Die Anwendungshinweise sind für Mitarbeiter aus anderen Senioreneinrichtungen, z. B. Alten- und Service-Zentren, Seniorentreffs, Tagespflegeeinrichtungen oder für Mitarbeiter von Einrichtungen der Kinder- und Jugendhilfe, leicht zu adaptieren.

◼ *Soziale Gruppenarbeit*

Der Projektleiter der intergenerativen Gruppe muss sich mit einschlägiger Literatur zur Gruppenarbeit mit Senioren[90] und Fachbüchern über Generationenarbeit[87] befassen. Erfahrung aus der

Leitung von Senioren-Gruppen erleichtern die Projektleitung einer generationsübergreifenden Gruppe. Dieses Buch setzt Grundlagen in **sozialer Gruppenarbeit** und **Gruppendynamik** voraus, thematisiert Einzelheiten nur in Zusammenhang mit dem Blickwinkel der intergenerativen Arbeit.

Fallbeispiel

Die Heimleitung und die Mitarbeiter im Seniorenwohn- und Pflegeheim Sonnenschein beschließen, in ihr Hauskonzept ein Konzept zu professioneller Generationenarbeit zu integrieren. Sie kennen die Biografie, die Interessen und Wünsche der Bewohner aus vielen Gesprächen und aus einer aktuellen Befragung (☞ 2.1). Einige der Bewohner zeigen sich sehr interessiert daran, dass regelmäßig Kinder oder Jugendliche ins Heim kommen. Die Interessen, was Jung und Alt zusammen machen könnte, variieren. Die Heimleitung und die Mitarbeiter beschließen, erst mit einer kleinen Gruppenarbeit zu beginnen und erste Erfahrungen zu sammeln. Sie entscheiden sich aufgrund der verschiedenen Problemlagen und der Schwerpflegebedürftigkeit der meisten Heimbewohner zunächst für Programmtyp 2 (Kinder oder Jugendliche helfen Senioren) – mit der Absicht später auch andere intergenerative Programmtypen für einzelne sehr engagierte Senioren ins Auge zu fassen.

6.1 Aufbauphase des Projekts

Die Heimleitung gibt die **Ergebnisse** der Befragung den Bewohnern im großen Speisesaal bekannt und informiert alle zusätzlich mit einem Brief. Einige der Bewohner melden sich daraufhin bei der Heimleitung und teilen mit, dass sie gerne an einer regelmäßigen Begegnung mit Kindern teilnehmen würden. Einzelne Bewohner teilen dieses Bedürfnis dem Pflegepersonal mit, andere reagieren weder auf die Einladung zur **Bekanntgabe** der Ergebnisse der Befragung noch auf den Brief.

■ Biografiearbeit

Die Mitarbeiter werden motiviert, auch bei Bewohnern mit **psychischen Erkrankungen** in behutsamen Gesprächen zu erforschen, ob sie Interesse am Besuch von Kindern oder Jugendlichen hätten. Nachdem aus der Biografiearbeit und aus aktuellen Verhaltensweisen der Senioren bekannt ist, welche Bewohner Kinder hatten, sich auch heute noch über den Besuch von Kindern freuen und mit ihnen gerne zusammen sind, kristallisieren sich auch hier drei Bewohnerinnen heraus, die nach Einschätzung der Mitarbeiter für eine Jung-und-Alt-Gruppe geeignet wären.

■ Interviews

Da die Befragung **anonym** durchgeführt wurde, werden die nun interessierten Bewohner nochmals zu ihren Interessen, Wünschen und Vorstellungen persönlich interviewt. Einige sind nun doch nicht mehr interessiert, andere beginnen nun erst, sich mit dem Dialog der Generationen zu beschäftigen. Den Bewohnern muss deutlich gemacht werden, dass zunächst nur ein kleiner Teil der Bewohner an einer solchen Jung-und-Alt-Begegnung teilnehmen kann. Später können noch weitere Projekte realisiert werden.

Die Interviews mit den Bewohnern und die Gespräche mit den Mitarbeitern ergeben, dass

- zwei leicht depressive und eine dementiell erkrankte alte Dame für eine intergenerative Backgruppe mit Kindergartenkindern in Frage kämen
- ein älterer Herr und zwei Damen gerne Kindern oder Jugendlichen aus ihrer Vergangenheit erzählen würden
- ein gehbehinderter, hochbetagter, sehr belesener Herr gerne einen Computer mit Internetanschluss hätte und von Jugendlichen in die Geheimnisse der Computer- und Internetwelt eingeführt werden möchte. Ein weiterer Herr des Heims wäre auch an einer solchen Aktion interessiert, möchte aber keinen Computer in seinem Appartement haben.

■ Planung

Die Heimleitung und die Mitarbeiter wollen alle drei Projekte realisieren, beginnen mit Planungen dafür, setzen aber das Konzept für die intergenerative Backgruppe zuerst um. Am einfachsten realisierbar sind **Kleingruppen** (maximal acht Teilnehmer) mit Bewohnern des Heims und Kindern, Jugendlichen oder Studenten aus z. B. benachbarten Kindergärten, Pfarrgemeinden, Schulen, (Fach-) Hochschulen, freien Musikschulen, Gemeindezentren. Neben herkömmlichen generationsübergreifenden Gruppen sind u. a. **einmalige Veranstaltungen** oder Begegnungen der Generationen mit Gesprächen, Einzelkontakten, Besuchsprojekten oder Kleinstgruppen (drei bis vier Teilnehmer) realisierbar.

Neben der klassischen Gruppenarbeit gibt es auch andere Formen intergenerativer Projektarbeit, z. B.

- einmalige Veranstaltungen, z. B. Feste, Theateraufführungen, Musikdarbietungen mit Jung und Alt
- Einzelkontakte zwischen jungen und alten Menschen, z. B. einmalige oder auch häufigere Besuche im Rahmen eines Besuchsprojekts
- einmalige Treffen von jungen und alten Menschen zu Gesprächen, z. B. im Gemeindezentrum über ein geplantes intergeneratives Neubauprojekt, Austausch im Rahmen eines Gottesdienstes der Generationen

Manchmal münden solche Projekte auch in klassischer Gruppenarbeit.

 Intergenerative Projektarbeit ist nicht immer in Form einer klassischen Gruppenarbeit zu verstehen und umzusetzen.

6.1.1 Auswahl des Projekt- bzw. Gruppenleiters

Eine Altenpflegerin mit **gerontopsychiatrischer Zusatzausbildung** möchte die intergenerative Backgruppe gerne leiten. Nachdem sie noch keine Gruppenarbeitserfahrung hat, bittet die Altenpflegerin eine **Sozialpädagogin** des Hauses um Unterstützung bei der Kontaktaufnahme zu benachbarten Kindergärten, der Konzepterstellung, der Durchführung und der Auswertung der Gruppe. Die Unterstützung wird ihr zugesagt. Am Aufbau und der Durchführung der intergenerativen Erinnerungsgruppe zeigt sich die Sozialpädagogin des Heims sehr interessiert. Sie bringt Erfahrungen aus einer Biografiearbeit-Gruppe mit Heimbewohnern mit.

■ Interesse am Thema

Ein computer- und internetbegeisterter Altenpfleger, der im Haus schon Gruppen mit Senioren durchgeführt hat, bietet sich an, das Computer- und Internetprojekt zu beginnen. Er möchte an die **Kontakte,** die zwischen Heimleiter und Schulleiter des nahe gelegenen Gymnasiums schon bestehen, anknüpfen und fragt den Heimleiter um Unterstützung dabei an. Wenn sich die Heimleitung, Pflegedienstleitung und die Mitarbeiter in einem Seniorenwohn- und Pflegeheim im Rahmen von **Konzeptionsarbeit** entschlossen haben, einen intergenerativen Ansatz zu unterstützen und umzusetzen, finden sich auch schnell Mitarbeiter, die solche Projekte durchführen wollen.

■ Ausbildung und Erfahrungen

Worauf muss die Heimleitung bei der Wahl des Projekt- oder Gruppenleiters achten? Er sollte
- über **Grundkenntnisse** in der Gerontologie, je nach Teilnehmerkreis auch Gerontopsychiatrie, die Sozialisation von Kindern und Jugendlichen, Pädagogik und über Generationenarbeit verfügen
- bei Durchführung eines intergenerativen Erinnerungsprojekts z. B. ein (**Fach-**) **Hochschulstudium** in Sozialpädagogik, (sozialer) Gerontologie, Pädagogik, Psychologie, absolviert haben, **Geschichtskenntnisse** mitbringen und sich ausgiebig mit Erinnerungsarbeit in Theorie oder im Rahmen von Fortbildungen beschäftigt haben.

- **Fähigkeiten** für das von den Teilnehmern gewählte Themengebiet (Backen, Erinnerungsarbeit, Computer) mitbringen und **Freude** daran haben.
- potentiellen Teilnehmer gut kennen, sich mit ihrer aktuellen Lebensrealität und mit ihrer Biografie beschäftigt haben. Dazu sind Einzelvorgespräche mit den Kindern oder Jugendlichen und ihren Eltern genauso notwendig wie Einzelgespräche mit den interessierten Heimbewohnern. Die sorgfältige **Auswahl** der Teilnehmer ist Grundvoraussetzung für das Gelingen des Projekts
- Grundkenntnisse in **sozialer Gruppenarbeit** und **Gruppendynamik** mitbringen
- Kenntnisse in **Gemeinwesenarbeit** und **Vernetzungsarbeit** besitzen
- die **Unterstützung** der Heimleitung und der Mitarbeiter haben
- von der Heimleitung ausreichend **Zeit** zur Verfügung gestellt bekommen. Er muss von seiner Tätigkeit im Wohn- oder Pflegebereich für die Gruppenarbeit freigestellt werden. Er benötigt etwa vier Stunden pro Woche (bei wöchentlichen Treffen der Gruppe) für Vorbereitung, Durchführung, Auswertung und Reflexion. Für die Gesamtauswertung müssen etwa vier Stunden extra angesetzt werden
- über **Motivation,** Engagement, Organisationsgeschick, **Empathiefähigkeit,** Kooperationsfähigkeiten und Durchsetzungsvermögen verfügen
- durch eine **Supervision** begleitet werden, wenn er erstmalig eine intergenerative Projektarbeit durchführt. Supervision fördert auch bei routinierten Projektleitern die Fachlichkeit.

Bei mehr als acht jungen und alten Teilnehmern müssen auf jeden Fall **zwei Projektleiter** eingesetzt werden oder der Projektleiter wird von Eltern der Kinder oder Angehörigen der Senioren unterstützt. So wären die drei Interessierten aus dem Seniorenwohn- und Pflegeheim Sonnenschein durchaus geeignete Projektleiter.

6.1.2 Aufnahmekriterien bei Senioren

Die Senioren im Seniorenwohn- und Pflegeheim Sonnenschein werden ausführlich über Möglichkeiten von Jung-und-Alt-Begegnungen informiert. Einige von ihnen interessieren sich für eine Begegnung mit Kindern oder Jugendlichen, mit denen sie nicht verwandt sind.

■ Vorstellungen und Wünsche der Bewohner

Nun müssen der Heimleiter und der bzw. die Projektleiter überlegen, welche Art von intergenerativem Projekt, einer generationsübergreifender Gruppe oder Begegnungsform am besten zu den Vorstellungen und Wünschen der Bewohner passen könnte. Bei Bewohnern mit gleichen Interessen und Wünschen, z. B. an einem intergenerativen Gesprächskreis oder an einer Jung-und-Alt-Backgruppe, muss genau überlegt werden, ob sie in eine Gruppe integriert werden könnten. Hier sind z. B. die Biografie, das Alter, die Fähigkeiten und Kompetenzen des einzelnen, seine körperlichen und psychischen Erkrankungen und das Geschlecht als Kriterien heranzuziehen. Außerdem muss überlegt werden, welche der Kinder oder Jugendlichen mit ihnen zusammenpassen könnten.

■ Kompetente Senioren

Grundsätzlich sollten bei den herkömmlichen Jung-und-Alt-Begegnungformen folgende Aufnahmekriterien bei den Senioren herangezogen werden:

- Der Bewohner interessiert sich für Kinder oder Jugendliche und kann sich vorstellen, an einer Gruppe oder **Begegnung** mit ihnen teilzunehmen.
- Der Bewohner ist in der Lage, verbal zu **kommunizieren**, leidet nicht an einer hochgradigen Demenzerkrankung oder schweren Depression.
- Der Bewohner ist nicht bettlägerig und nicht **schwerstpflegebedürftig**.

- Beeinträchtigungen durch Seh-, Hör- und Gehbehinderungen oder andere Behinderungen sind nicht so schwerwiegend, dass sie jegliche **aktive Betätigung,** z. B. gemeinsame Computeraktion, gemeinsames Fertigstellen einer Erinnerungs-Lebenskiste, gemeinsames Musizieren, ausschließen. Die Form der Betätigung richtet sich allerdings immer nach den Kompetenzen der einzelnen Teilnehmer und ihren Beeinträchtigungen.
- Wenn nur ein **Projektleiter** vorhanden ist und keine weiteren Projektbegleiter, z. B. Angehörige, gefunden werden, muss der Bewohner in der Lage sein, ohne Unterstützung durch einen Angehörigen oder durch eine Pflegekraft an der Gruppe teilzunehmen.
- Die **Biografie** des Bewohners, seine Interessen und Gewohnheiten müssen bekannt sein und bei der Zusammensetzung der Teilnehmer berücksichtigt werden, z. B. können nicht ehemalige KZ-Häftlinge mit SS-Offizieren in einer Gruppe integriert werden.
- Der Bewohner ist bereit, an zwei **Probestunden** in der intergenerativen Gruppe teilzunehmen und sich dann zu entscheiden, ob er kontinuierlich an der Jung-Alt-Begegnung mitwirkt oder nicht.

 Bei intergenerativen Projekten mit ganz kleinen Teilnehmerzahlen, z. B. Einzelbesuchs-Projekte, können auf Wunsch auch schwerstpflegebedürftige Bewohner und Bewohner mit leichteren psychischen Erkrankungen miteinbezogen werden. Die Kinder oder Jugendlichen müssen auf diese Situation ausgiebig vorbereitet und intensiv begleitet werden.

■ Vorbereitung und Begleitung der Kinder

Im Kindergarten sollte vor Beginn des intergenerativen Projekts mit Kindern einmal über das Altern und alte Menschen gesprochen werden – nicht öfter. Die Gespräche können durch **Kinderbücher** über alte Menschen oder **persönliche Geschichten** unterstützt werden. Dabei muss deutlich werden, dass

- es den alten Menschen nicht „an sich" gibt, sondern dass jeder Mensch individuell altert. So kann an die aktiven, fitten Senioren aus der Werbung oder womöglich die eigenen aktiven Großeltern erinnert werden
- physische und psychische Schwierigkeiten und Einschränkungen vor allem bei Hochaltrigen auftreten können
- trotz der Einschränkungen mancher alter Menschen noch sehr viele Fähigkeiten bei den Einzelnen vorhanden sind
- sich die alten Menschen sehr auf den Besuch von Kindern aus dem Kindergarten freuen würden.

Beim nächsten Schritt ist es wichtig, die **Lieblingsbeschäftigungen** und **Interessen** der geeigneten Kinder herauszufiltern. Sollten sich Übereinstimmungen zu Senioren mit leichten psychischen Erkrankungen oder mit Pflegebedürftigkeit ergeben, ist schnell eine kommunikationsfördernde Aktivität gefunden (☞ Kap. 3).

Es darf nicht vergessen werden, dass die Kinder ausreichend **Zeit zum Fragenstellen** zur Verfügung haben. Wenn Kinder von vornherein sagen, sie möchten nicht an Begegnungen mit alten Menschen, die erkrankt sind und im Heim leben, teilnehmen oder wenn dies aufgrund ihres Verhaltens zu vermuten ist, sollten sie keinesfalls in das Jung- und Alt-Projekt integriert werden.

Bei Kindergartenkindern gewinnen die **erklärenden Gespräche** durch die Erzieherinnen und Projektleiter während des Projektverlaufs und bei einzelnen konkreten Jung-und-Alt-Treffen immer mehr an Bedeutung. Ungewohnte Verhaltensweisen der Senioren sollten direkt in der Situation oder spätestens direkt im Anschluss an das entsprechende Gruppentreffen erklärt werden.

 Neugierde und Interesse der Kinder am Kontakt mit den alten Menschen ist die Grundvoraussetzung für das Gelingen eines Projekts.

■ *Vorbereitung und Begleitung der Jugendlichen*

In der Schule müssen vor Beginn der intergenerativen Projektarbeit mehrere vorbereitende Unterrichtsstunden eingeplant werden. Der Umfang hängt von der Art des geplanten Projekts ab. Bei einem Zeitzeugen- oder Erinnerungsprojekt ist ein längerer Vorlauf anzusetzen, der auch die ausführliche Wiederholung geschichtlicher Grundkenntnisse miteinschließt. Dabei können schriftliche Dokumente, Bücher, Filme und Gespräche eingesetzt werden.

Wichtig ist eine

• Vorbereitung auf die Situation der alten, psychisch erkrankten und bzw. oder der schwerstpflegebedürftigen Menschen. Genau wie bei den Kindern kommt es darauf an, die verschiedenen **Altersformen** herauszuarbeiten

• Erklärung der psychischen **Alterserkrankungen.** Auch hierzu kann auf Filmmaterial zurückgegriffen werden

• Besprechung und Hinterfragung der **Wohnformen** alter Menschen.

Es ist nicht sinnvoll, mit einer ganzen Klasse einen Wohnbereich von schwerstpflegebedürftigen oder dementiell erkrankten alten Menschen in einem Seniorenwohn- oder Pflegeheim zu besuchen. Einige wenige, wirklich interessierte Jugendliche, die sich in der Vorbereitungsphase schnell herauskristallisieren, sollten in ein direktes Besuchsprogramm, eine Gesprächsgruppe oder andere Projektformen integriert werden. Auch hier kommt es wieder auf die kommunikationsfördernden Aktivitäten oder Medien an, die sich sowohl an den Interessen der Jugendlichen als auch an den Interessen und der Biografie der Senioren orientieren (☞ Kap. 3). Ohne eine solche Aktivität finden diese verschiedenen Zielgruppen nicht oder nur sehr schwer zueinander. Gerade bei psychisch erkrankten oder schwerstpflegebedürftigen alten Teilnehmern muss der Projektleiter den Jugendlichen immer wieder für Rückfragen und Erklärungen zur Verfügung stehen.

Das Seniorenamt der Stadt Nürnberg in Kooperation mit anderen hat Unterrichtsmaterialien für Lehrer aus Hauptschulen der 7. Klasse erstellt, um ihnen die Vorbereitungen für intergenerative Projekte zu erleichtern. Auf diese Materialien können auch Projekte mit schwerstpflegebedürftigen oder dementiell erkrankten Senioren aufgebaut werden.

6.1.3 Kontakte zu anderen Einrichtungen

In Kapitel 2.2. wurden z. B. Einrichtungen der Kinder- und Jugendhilfe, kirchliche Einrichtungen und Schulen genannt, die zur Kooperation für ein intergeneratives Projekt angefragt werden können.

■ Kooperation

Welche Faktoren erleichtern die Kontaktaufnahme und Kontaktpflege zu einem Kindergarten, einer Schule oder anderen sozialen Einrichtung der Kinder-, Familien- oder Jugendhilfe?

- Der **erste** (telefonische) **Kontakt** geht im Regelfall vom **Heimleiter** aus. Dieser wendet sich an den Leiter der anderen Einrichtung oder den Schulleiter und stellt das Anliegen vor. Im Idealfall schickt der Heimleiter ein vom Projektleiter erstelltes Kurzkonzept über das geplante intergenerative Projekt an die andere Einrichtung.
- Es sollte ein **Zeitpunkt** vereinbart werden, bis wann sich die kooperierende Einrichtung entschließt, zu- oder abzusagen.
- Wenn eine Kooperation zustandekommt, benennt der Kindergarten oder die Schule einen **Ansprechpartner** oder **Projektbegleiter.**
- Die weitere **Kontaktpflege** sollte der Projektleiter aus dem Heim selbst übernehmen und sich mit dem genannten Ansprechpartner zusammentun.
- Je nach Teilnehmerzahl des intergenerativen Projekts ist zu überlegen, ob der Projektleiter aus dem Heim stammt oder aus der

Kinder- und Jugendhilfeeinrichtung bzw. Schule bzw. Pfarrei. Günstig ist eine **gemeinsame Projektleitung** aus Seniorenwohn- und Pflegeheim und der anderen Einrichtung. So hat jeder Projektleiter in der „eigenen" Einrichtung geringere institutionelle Barrieren und Vorbehalte zu überwinden und wird von den Mitarbeitern besser unterstützt.

- Der Projektleiter aus dem Seniorenwohn- und Pflegeheim informiert die kooperierende Einrichtung dazu sorgfältig.
- Die kooperierende Einrichtung muss bereit sein, den bzw. die Projektleiter bei der **Auswahl** geeigneter Kinder oder Jugendlicher zu unterstützen.

■ *Öffentlichkeitsarbeit*

Welche Aktionen können gestartet werden, um geeignete Kinder, Jugendliche oder junge Erwachsene zu finden?

- **Informationsplakate** müssen aufgehängt werden, die im Idealfall gemeinsam vom Seniorenwohn- und Pflegeheim und der kooperierenden Einrichtung (Kindergarten, Schule, Pfarrei etc.) entworfen wurden.
- Gemeinsam verfasste **Informationsbriefe** werden an die Eltern geschickt.
- **Eltern-Informationsabende** helfen zum Kennenlernen des Projekts und des oder der Projektleiter im Kindergarten, also beim Vertrauensaufbau. In der Schule sollten die Projektleiter je nach Alter bei den Jugendlichen das intergenerative Projekt selbst vorstellen und für Mitwirkung werben.
- Bei den Eltern sollte nach der umfassenden Vorinformation von den Kooperationspartner aus dem Kindergarten, der Schule oder der Pfarrei **persönlich nachgefragt** werden, ob sie das Projekt unterstützen könnten und ob ihre eigenen Kinder oder Jugendlichen interessiert sind.

Tipps für die Praxis

▶ Bei der ersten Anfrage nach Kooperation die dem Seniorenwohn- und Pflegeheim nächstgelegene Einrichtung wählen. Wohn-

ortnähe und kurze Wege fördern intergenerative Kontakte –
auch außerhalb der regelmäßigen Projekttreffen

▶ Aktionen in enger Kooperation mit z. B. dem Kindergarten, der
Schule, der Pfarrei, dem Gemeindezentrum sorgfältig planen,
um interessierte Kinder oder Jugendliche zu finden

▶ Gemeinsame Projektleitung aus dem Heim und der anderen
Einrichtung anstreben

▶ Unterstützung z. B. der Kindergartenleitung, Schulleitung, der
Pfarrer für das Jung-und-Alt-Projekt einholen; dann ist es
wesentlich leichter, geeignete Kinder oder Jugendliche zu finden.
Das ist für diese Kooperationspartner mit Mehrarbeit verbun-
den, auch wenn die Projektleitung vom Seniorenwohn- und
Pflegeheim übernommen wird

6.1.4 Auswahl der Kinder oder Jugendlichen

6

Fallbeispiel
*Nachdem die Informationen über das Projekt in einer benachbarten
Schule und einem dem Seniorenwohn- und Pflegeheim Sonnenschein
benachbarten Kindergarten vermittelt wurden, melden sich einige
interessierte Eltern. Sie meinen, ihre Kinder wären für ein solches
Projekt geeignet. Nach einer peppigen Veranstaltung im Gymnasium
mit Senioren über ein Seniorenwohn- und Pflegeheim melden sich drei
Jugendliche selbst. Aus der Firmlingsgruppe des Pfarrers kommen
zwei interessierte Vierzehnjährige zum Heimleiter des Seniorenwohn-
und Pflegeheims Sonnenschein.*

Es ist nicht selbstverständlich, dass sofort geeignete Kinder oder
Jugendliche gefunden werden. In diesem Fall ist eine Reflexion der
Ursachen notwendig. Nicht den Mut verlieren, Generationenarbeit
mit Bewohnern aus einem Seniorenwohn- und Pflegeheim und
Menschen anderer Altersgruppen zu verwirklichen. Welche Kriterien helfen bei der Auswahl der Kinder oder Jugendlichen? Es muss
überlegt werden,

• ob sich das Kind oder der Jugendliche für alte Menschen interessiert und an einer Gruppe mit alten Menschen teilnehmen

möchte (Vorhandener Kontakt zu Großeltern erleichtert die „Aufwärmphase" in der generationsübergreifenden Gruppe)

- welche Interessen und Vorlieben das Kind oder der Jugendliche hat (Vorschläge für Jung-und-Alt-Projekte erleichtern Kindergartenkindern die Vorstellung, was gemeinsam gemacht werden könnte)
- ob Übereinstimmungen mit den Senioren vorhanden sind
- ob das Kind in der Lage ist, sich in eine Gruppe zu integrieren (Entwicklungsstand)
- ob das Kind selbstständig genug ist, an der Gruppe mit den anderen Kindern und den Senioren teilzunehmen, wenn die Eltern der Kinder nicht teilnehmen können.

 Tipps für die Praxis

▶ Zustimmung und evtl. die Unterstützung der Eltern interessierter Kinder und Jugendlicher einholen
▶ Interessierten jungen Menschen zwei Probestunden für das Kennenlernen der Senioren, des Projektleiters und der Projektarbeit anbieten. Dann können sie (nach Absprache mit den Eltern) entscheiden, ob sie für einen festgelegten Zeitraum, z. B. 10 Projekttreffen, mitmachen möchten

6.1.5 Ziele

In den **Vorgesprächen** mit den Bewohnern und Kindern oder Jugendlichen werden Ziele der Einzelnen und die der Gruppe erörtert. So werden viele der Senioren erklären, ihnen gehe es darum, nicht nur unter alten Menschen zu sein. Außerdem fänden sie es schön, mit den Kindern oder Jugendlichen gemeinsam früheren oder heutigen Interessen nachgehen zu können. Die Kinder oder Jugendlichen sind primär an der Projektarbeit interessiert, z. B. am Filmen, am Computer oder an kreativen Beschäftigungen. Beiläufig finden sie es ganz interessant, zu sehen, wie Senioren in einem Heim leben.

Grundsätzlich stehen bei herkömmlichen intergenerativen Interessensgruppen folgende Ziele im Vordergrund:

- Aufbau von Kontakten und Interaktionen zwischen den Senioren des Heims und den Kindern
- Stärkung des Selbstwertgefühls der Gruppenmitglieder durch die gemeinsamen Gruppenerlebnisse
- Aktivierung vorhandener Fähigkeiten der Heimbewohner und der Kinder
- Wecken neuer Interessen bei den Kindern und den alten Menschen
- Förderung des Sozialverhaltens der Kinder
- Infragestellung von eventuellen Vorurteilen gegenüber der jeweils anderen Generation durch das gemeinschaftliche Tun und durch die Kommunikation
- Schaffung eines Orientierungspunktes im Heimalltag für die Bewohner durch die Regelmäßigkeit der Gruppe
- Erhöhung der Orientierung bei den alten Menschen durch die gemeinsamen Aktionen
- Abbau von Berührungsängsten gegenüber der Aktivität oder dem Medium, z. B. Erzählen, Backen, Computerarbeit, durch die natürliche Herangehensweise der Kinder oder Jugendlichen
- Spaß an der gemeinsamen Aktion
- Wecken von Interesse an der Generationenarbeit bei den Mitarbeitern im Heim
- Etablierung von intergenerativer Gruppenarbeit als festes Angebot im Seniorenwohn- und Pflegeheim

Tipps für die Praxis

▶ Ziele mit Bewohnern und Kindern in Vorgesprächen abklären
▶ Teilnehmer bestimmen lassen, welche Ziele in der Gruppe angestrebt werden, nicht den Projektleiter
▶ Individuelle Ziele der Einzelnen mit den Gruppenzielen in Einklang bringen
▶ Ziele im Konzept dokumentieren (☞ 6.1.7)
▶ Nach Absprache mit den Gruppenmitgliedern Ergebnisse der intergenerativen Gruppe ausstellen und veröffentlichen

6.1.6 Methoden

Um die genannten Ziele zu erreichen, wird häufig die Methode der „**sozialen Gruppenarbeit**"[92] angewandt.

■ Exkurs in die Sozialarbeit

Es kann an dieser Stelle nicht die historische Entwicklung der Sozialen Arbeit bzw. Sozialpädagogik nachgezeichnet werden. So sei hier nur daran erinnert, dass zu Beginn des 20. Jahrhunderts in der amerikanischen Sozialarbeit großer Wert auf einzelne Methoden der Sozialen Arbeit gelegt wurde. Man unterschied zwischen

- sozialer Einzelhilfe
- sozialer Gruppenarbeit
- Gemeinwesenarbeit.

Später arbeiteten etliche Sozialarbeiter, die sich oft an psychoanalytischen Techniken orientierten, auch in Deutschland häufig ausschließlich nach einer dieser Methoden. Heute ist die Theorieentwicklung der Sozialen Arbeit deutlich vorangeschritten. Moderne **Sozialarbeitstheorieansätze**, z. B. systemisch-prozessuale Ansätze oder öko-soziale Ansätze, würden sich nie auf die Anwendung von Praxiswissen zu einer Methode beschränken.

So besteht beispielsweise der systemisch-prozessuale Theorieansatz nach Sylvia Staub-Bernasconi[93] aus einer

- **Metatheorie** (wissenschaftlicher Hintergrund aus der Allgemeinen Prozess- und Systemtheorie)
- **Gegenstandstheorie** sozialer Probleme
- **Handlungstheorie**, die sich aus Erklärungswissen, Wert- und Kriterienwissen, Verfahrens- und Funktionswissen und den problembezogenen Arbeitsweisen zusammensetzt.

Die Kenntnisse zu Methoden sozialer Arbeit und ihre Anwendung ist also heute ein kleiner Mosaikstein in einem umfassenden Theorie- und Praxisrahmen.

Im deutschsprachigen Raum wurde und wird zum Thema „Gruppenarbeit" immer wieder Gisela Konopka[94] zitiert, die unter sozialer Gruppenarbeit eine „Methode der Sozialarbeit" versteht, „die

dem Einzelnen hilft, seine soziale Funktionsfähigkeit durch sinnvolle Gruppenerlebnisse zu erkennen und seine persönlichen sowie gruppen- und gesellschaftlichen Probleme besser zu bewältigen."
„Eine **Gruppe** ist ein organisiertes System von zwei oder mehr Individuen, die so miteinander verbunden sind, dass in einem gewissen Grad gemeinsame Funktionen möglich sind, Rollenbeziehungen zwischen den Mitgliedern bestehen und Normen existieren, die das Verhalten in der Gruppe und aller Mitglieder regeln."[95]

■ *Intergenerative Gruppenarbeit*

Bei generationsübergreifenden Gruppen mit Bewohnern aus Seniorenwohn- und Pflegeheimen und Kindern oder Jugendlichen handelt sich meistens um „interessens-, aktivitäts- und programmorientierte Gruppen."[96]

Bei sozialen Gruppenarbeiten geht es darum, an den Fähigkeiten und Potentialen der Gruppenmitglieder anzuknüpfen und diese in der Gruppe zu verstärken.

Eine Behandlung von z. B. psychischen Erkrankungen bei den Senioren, wie sie in einer **therapeutischen Gruppe** intendiert wird, strebt eine soziale Gruppenarbeit nicht an. Oft stellen sich allerdings in der sozialen Gruppenarbeit therapeutische Effekte ein. So ändert sich das **Interaktionsverhalten** der Senioren. Sie beginnen häufiger von sich aus ein Gespräch, steigern ihr Selbstwertgefühl. So nehmen bei latent depressiven Senioren die depressiven Symptome zumindest zum Zeitpunkt der Teilnahme an der intergenerativen Gruppe in der Regel ab. Dementiell erkrankte Senioren sind nach der Teilnahme an intergenerativen Gruppen häufig ausgeglichener, emotionale Schwankungen werden reduziert. Die Kinder oder Jugendlichen profitieren durch ein positiv verändertes oder positives Sozialverhalten.[97]

Welche Methoden und Arbeitsformen sollten Sie beherrschen, die in der intergenerativen Arbeit benötigt werden?
- Soziale Gruppenarbeit
- Gesprächsführung für die Einzelgespräche vor, während und nach der Projektarbeit mit (potentiellen) Teilnehmern, deren Angehörigen, Kollegen und Mitarbeitern der kooperierenden Einrichtungen
- Gemeinwesenarbeit und Öffentlichkeitsarbeitsmethoden, um die Projektarbeit in Gang zu bringen, mit anderen Einrichtungen zu kooperieren und die Ergebnisse in der eigenen Einrichtung und in der (Fach)Öffentlichkeit zu präsentieren
- empirische Methoden z. B. Befragung, Interview, Beobachtung, um die Generationenarbeit vorzubereiten, zu begleiten und auszuwerten

6.1.7 Konzepte

Im Seniorenwohn- und Pflegeheim Sonnenschein sind nun die Weichen für ein **professionelles Konzept** zur Generationenarbeit mit Bewohnern des Hauses und Kindern bzw. Jugendlichen gestellt. Die drei beauftragten Projektleiter (Altenpflegerin mit gerontopsychiatrischer Zusatzausbildung, Sozialpädagogin und Altenpfleger) machen sich für ihr jeweiliges Projekt an die Arbeit.

Worauf kommt es bei den Vorbereitungen zum Generationenkonzept im Seniorenwohn- und Pflegeheim an? Was muss ein **Projektkonzept** beinhalten?
- Bescheibung der **Teilnehmer** (Anzahl, Alter, beteiligte Generationen, wichtige biografische Hinweise, Interessen und Vorstellungen der Teilnehmer zum Jung-und-Alt-Projekt, Kompetenzen, Beeinträchtigungen)
- **Programmtyp** (☞ Kap. 2)
- **Kommunikationsfördernde Interessen,** denen die Teilnehmer in der Gruppe oder Begegnung nachgehen wollen

- Angestrebte **Ziele** und **Methoden** (einschließlich der empirischen Methoden)
- **Ort** oder die Orte der Projekttreffen, z. B. in der Wohnküche des Seniorenwohn- und Pflegeheims, im Klassenzimmer der Klasse 4a der Grundschule, beim Computer im Appartement von Herrn A.
- **Anzahl** der geplanten Treffen nach Rücksprache mit den jungen und alten Teilnehmern, z. B. zunächst einmalig oder zehn Treffen
- **Zeitliche Abstände** zwischen den geplanten Treffen (Häufigkeit) nach Absprache mit allen Beteiligten (wöchentlich, zweiwöchentlich, monatlich)
- **Zeitpunkt** der Treffen (Uhrzeit)
- **Auswertung** des Projekts nach den Wünschen der Teilnehmer

Diese Kurzkonzepte zur intergenerativen Backgruppe, zur Erinnerungsgruppe und zum Computer-Projekt im Seniorenwohn- und Pflegeheim Sonnenschein werden in ein **Gesamtkonzept** des Heims integriert. Das Gesamtkonzept zur Generationenarbeit ist ein Bestandteil des **Hauskonzepts.**

Was sollte ein maximal zweiseitiges (DINA4) Gesamtkonzept zur Generationenarbeit beinhalten? Verankert werden sollten über das Kurzkonzept hinaus:

- Grundzüge des **Verständnisses** zur Generationenarbeit
- **Vorstellungen** der Bewohner, der Mitarbeiter und der Heimleitung zum Miteinander der Generationen im Seniorenwohn- und Pflegeheim
- **Vorarbeiten,** z. B. Befragungen, Interviews und Schlussfolgerungen der empirischen Arbeit
- **Beschreibung** der momentanen Jung-und-Alt-Projekte
- Zeitpunkt der **Erstellung** des Gesamtkonzepts
- Zeitpunkt der geplanten **Überprüfung** des Gesamtkonzepts

 Tipps für die Praxis

▶ Mitarbeiter aus allen Bereichen des Seniorenwohn- und Pflegeheims und im Idealfall auch Projektleiter aus der oder den kooperierenden Einrichtung(en) durch Vorträge oder Workshops für Generationenarbeit über das Thema informieren

▶ Informationsfluss zu den nicht-teilnehmenden Mitarbeitern sichern, z. B. durch abzuzeichnende Protokolle über die Fachvorträge und Ergebnisse der Workshops

▶ Mitarbeiter in die Vorbereitungen für das Generationenarbeitskonzept mit einbeziehen, z. B. in einem Qualitätszirkel zur Erarbeitung eines Fragebogens für die Bewohner

▶ Nicht direkt beteiligte Mitarbeiter über die Heimleitung kontinuierlich über den jeweiligen Stand des Konzepts informieren

▶ Zu Beginn klären und im Konzept festhalten, ob Projektteilnehmer einer Dokumentation des Projekts, einer Veröffentlichung der Ergebnisse oder einer Ausstellung zustimmen

▶ Konzept in schriftlicher Form allen Mitarbeitern weitergeben. Anmerkungen und Verbesserungsvorschläge bis zu einem bestimmten Zeitpunkt vornehmen lassen

▶ Endgültige Form des Konzepts von allen Mitarbeitern des Hauses unterschreiben lassen; damit gilt es als verbindlich

6

■ **Beispiel eines Projektkonzepts**

Das folgende Beispiel zeigt ein Fotoprojekt im Seniorenwohn- und Pflegeheim Neubiberg mit dem Titel „Weltanschauungen – Kinder und Pflegeheimbewohner fotografieren":

1. Idee
Bewohner des Heims und Kinder treffen sich einmal pro Woche für eineinhalb Stunden. Sie erzählen sich gegenseitig von früher und heute, bereiten Kuchen oder fahren zusammen ins Cafe. Einige Teilnehmer fotografieren die Aktivitäten. Alle betrachten alte und die neu entstandenen Fotos. So entwickelt sich eine Dokumentation der Gruppentreffen und eine LOMOWAND.
Der Einsatz des Mediums Fotografie in der intergenerativen Gruppenarbeit erlaubt eine sonst der Öffentlichkeit verborgene Innenschau der Gruppe. Durch diesen Weg gelingt es, soziale Arbeit zu visualisieren und Außenstehenden zugänglich zu machen. Die Gruppenmitglieder unterliegen keinen Gestaltungsnormen der

Fotografie. Sie halten den erlebten Augenblick fest. Verwackelungen und Unschärfen transportieren die Emotionen der Gruppenteilnehmer. Ohne die manchmal störende Präsenz eines professionellen Bildermachers kommt es zum gegenseitigen Fotografieren der Generationen und zu Selbstbetrachtungen, die nur in dieser Form möglich sind.

2. Zielgruppe, Zeitrahmen und Ort der Treffen

Entsprechend der Vorüberlegungen sollte die Gruppe aus drei hochbetagten Bewohnerinnen und zwei Bewohnern des Heims und zwei Kindern eines nahe gelegenen Kindergartens oder Kindern der Mitarbeiterinnen des Hauses im Alter von vier bis sieben Jahren bestehen.

Um auf das einzelne Gruppenmitglied eingehen zu können, darf eine Gruppengröße von sieben Teilnehmern nicht überschritten werden. Mütter der Kinder können zu den ersten Gruppentreffen hinzukommen. Sie erleichterten die Anfangsphase enorm.

Die generationsübergreifende Gruppe findet jeden Mittwoch von 14.30 Uhr bis 15.30 Uhr im Gruppenraum des Heimes statt. Mindestens ein gemeinsamer Ausflug, der vom Gesundheitszustand der Senioren abhängig ist, wird von vornherein eingeplant. Zunächst sind nach Absprache mit den jungen und alten Teilnehmern 25 Gruppentreffen angesetzt. Eine Verlängerung ist auf Wunsch der Teilnehmer möglich.

Auswahlkriterien bei den Senioren

Der Bewohner

- interessiert sich für Kinder und kann sich vorstellen, an einer Gruppe mit Kindern teilzunehmen
- ist in der Lage, verbal zu kommunizieren, leidet nicht an einer hochgradigen dementiellen Erkrankung
- ist nicht bettlägerig oder schwerstpflegebedürftig
- hat keine Seh-, Hör-, und Gehbehinderungen oder andere Behinderungen, die so schwerwiegend sind, dass sie jegliche handwerkliche Betätigung, z. B. Backen oder Fotografieren, ausschließen
- ist in der Lage, ohne Anwesenheit eines Angehörigen oder einer Pflegekraft an der Gruppe teilzunehmen

- hat früher gern fotografiert oder sich gerne fotografieren lassen.

Auswahlkriterien bei den Kindern:
Das Kind

- interessiert sich für alte Menschen und möchte an einer Gruppe mit alten Menschen teilnehmen (vorhandener Kontakt zu Großeltern erleichtert die Aufwärmphase in der generationsübergreifenden Gruppe)
- interessiert sich für mögliche von den Senioren vorgeschlagene Aktivitäten, z. B. Backen, Fotografieren, Fotobetrachten
- ist in der Lage, sich vom Entwicklungszustand her in eine Gruppe zu integrieren
- ist unabhänigig und selbstständig genug, um an einer solchen Gruppe teilzunehmen. Es können aber auch Elternteile miteinbezogen werden
- hat das Einverständnis der Eltern zur Teilnahme an der Gruppe.

3. Programmtyp
Das Fotoprojekt beinhaltet überwiegend Aspekte aus dem Programmtyp 2 „Kinder helfen alten Menschen", da die Initiative zum intergenerativen Projekt vom Heim ausgeht und der Abbau der Isolation der Heimbewohner eines der übergeordneten Ziele ist. Das Projekt könnte am besten als Besuchsprojekt bezeichnet werden.
Es sind auch Aspekte des Programmtyps 3 „Kinder und alte Menschen helfen anderen" festzustellen. Durch die Fotoausstellung sollen neue intergenerative Projekte angeregt werden, damit auch andere Senioren an solchen Jung-und Alt-Begegnungen teilhaben können. Die Öffentlichkeit wird außerdem für Fragen der Generationenbegegnung und des Alterns sensibilisiert und erhält einen Einblick in die Lebenswelt der jungen und alten Menschen.

4. Ziele
- Allgemeine Ziele der intergenerativen Gruppenarbeit (☞ 2.1)
- Abbau von Berührungsängsten gegenüber dem Medium Fotoapparat durch die Herangehensweise der Kinder an dieses Medium
- Wecken von Freude am Medium Fotografie (alte und neue Fotos betrachten, besprechen und selbst fotografieren)

- Wecken von Interesse an einer intergenerativen Gruppe bei Altenpflegern, Mitarbeitern des Sozialdienstes und anderen in der Alteneinrichtung
- Etablierung intergenerativer Gruppenarbeit als festes Angebot in der Alteneinrichtung
- nach Absprache mit den Gruppenmitgliedern Ausstellung und Veröffentlichung, z. B. Presse oder Buchprojekt

Das Projekt wird durch eine qualitative Sozialforschung ausgewertet.

5. Methoden
Um die genannten Ziele zu erreichen, wird die Methode der „sozialen Gruppenarbeit" angewendet (☞ 6.1.6). Die Senioren und Kinder sind über diese Methode informiert.

6. Kommunikationsfördernde Medien: Die Kameras
Lomo
Die Lomo ist eine russische Kleinbildkamera ohne Blitzmöglichkeit, die 1991 von österreichischen Studenten in Prag entdeckt wurde. Sie entwickelten einen so genannten „Schnappschusskult" und eine neue Wahrnehmungskultur um diese Kamera. Die Lomo und ihre Handhabung („Knipsen, ohne durch den Sucher zu blicken.") sollen Hemmschwellen abbauen. Die Gruppenteilnehmer finden Spaß an dieser „verrückten" Art der Fotografie. Sie verlieren ihre Scheu auch vor anderen Kameras und legen ihren Anspruch ab, nur scharfe Bilder zu produzieren. Das Weiterdrehen des Film ist allerdings extrem schwierig. So leisten sich die Gruppenmitglieder gegenseitig Hilfestellung.

Olympus „mju: 1"
Die Olympus „mju: 1" ist eine technisch sehr ausgereifte, vollautomatische Autofocus-Sucherkleinbildkamera. Sie verfügt über eine Blitz- und Selbstauslösefunktion und leuchtet gut aus.
Hierbei ging es darum, eine technisch hochwertige und trotzdem einfach zu bedienende Kamera anzubieten. Die Gruppenteilnehmer nutzen die Möglichkeiten dieser Kamera für eine Dokumentation der Gruppentreffen. Außerdem kombinieren sie die technischen Raffinessen auch mit der neuen Wahrnehmungsart, die sie über die Lomographie kennen gelernt haben.

Nintendo-Gameboy-Camera mit printer
Sie ist eine eigens entwickelte Kinderkamera. Der Kameraaufsatz
gleicht einem schwenkbarem Auge. Die Aufnahme erfolgt per
Knopfdruck und kann sofort im Display begutachtet, digital abge-
speichert und bearbeitet werden. Außerdem bietet sie die Möglich-
keit, verfremdete Linsen (Tricklinsen, Panorama) einzusetzen. Der
Miniprinter erlaubt, Miniausdrucke sofort vor Ort herzustellen.
Diese Kamera betont das Spielerische, knüpft an die Gameboytra-
dition an. Sie wird von den Gruppenteilnehmern neugierig aufgenommen und ausprobiert. Besonders spannend finden alle die
Gestaltungsmöglichkeiten, z. B. Ausprobieren von verschiedenen
Bildrahmen.

Poloroid-Sofortbildkamera
Der große Vorteil moderner Sofortbildkameras liegt darin, gleich
die Ergebnisse der Fotografie sehen und verschiedene Filmtypen
auswählen zu können. Im Gegensatz zur Nintendo sind keine Be-
arbeitungsmöglichkeiten vorhanden. Die Gruppenmitglieder freu-
en sich darüber, Fotos direkt nach der Aufnahme sehen zu können.

Kodak Advantix-Einweg-Kamera
Diese APS (advancedphotosystem)-Einweg Kamera bietet viele
Vorzüge für die intergenerative Gruppenarbeit: Sie wiegt nur 100 g,
hat eine Blitzfunktion und wurde egonomisch geformt. Man kann
nur zwischen einem klassischen Kleinbildformat und einem Pan-
oramaformat wählen und braucht ansonsten nur „abzudrücken".
Allein der umweltpolitische Aspekt (Einwegkamera) ist kritisch zu
bedenken. Die Gruppenteilnehmer benutzten diese Kamera besonders gern, weil sie am leichtesten zu handhaben ist, an eine klassische Kamera erinnert und eine hohe Bildqualität hervorbringt –
auch bei „lomographischer" Anwendung.

Die Lomographie
Begeistert von den guten Ergebnissen der Kamera und dem sehr
niedrigen Preis gründeten österreichische Studenten 1992 die
„Lomographische Gesellschaft". Schnell entwickelte sich eine Mode
um die Kamera: Alle Gestaltungsregeln der Fotografie wurden
dabei verworfen. Seit 1995 werden ständig neue LomoBotschaften

gegründet und damit ein kulturelles und kreatives Netzwerk geschaffen. Rund um den Globus entstehen „LOMO-Wände". In Madrid fand 1998 die erste LOMO- Weltausstellung statt.

- Nehmen Sie Ihre LOMO überall mit hin.
- Verwenden Sie sie zu jeder Tages- und Nachtzeit.
- Lomographieren ist nicht die Unterbrechung Ihres Alltags, sondern integraler Bestandteil davon.
- Üben Sie den Schuss aus der Hand, d. h. Abdrücken, ohne durch den Sucher zu blicken.
- Nähern Sie sich dem Objekt Ihrer lomographischen Begierde so nah wie möglich.
- Lomographie kann man nicht erdenken oder erarbeiten, man muss es tun.
- Seien sie schnell.
- Sie müssen nicht von vornherein wissen, was auf Ihrem Film drauf ist, im Nachhinein auch nicht.
- Kümmern Sie sich nicht um die Regeln der Fotographie.

Lomographie in der generationenübergreifenden Gruppe
Kinder und Heimbewohner nehmen die Idee der Lomographie – wenn auch nicht immer nur mit Lomo-Kameras – begeistert auf. Besonders die Kinder, aber auch die Senioren experimentieren, wackeln mit der Kamera, knipsen drauf los, ohne durch den Sucher zu blicken. Die Bilder und die LOMO-Wand zeigen die Experimentierlust und den Spaß an diesem Projekt. Die „LOMOs" werden integraler Bestandteil der Gruppentreffen.

7. Kommunikationsfördernde Aktivitäten
Neben den Kameras hat das gemeinsame Backen oder der Ausflug eine wichtige kommunkationsfördernde Wirkung auf die jungen und alten Gruppenteilnehmer.

6.1.8 Rahmenbedingungen

Fallbeispiel
Im Seniorenwohn- und Pflegeheim Sonnenschein entscheidet sich die intergenerative Backgruppe, die kontinuierlichen Treffen mit den

Kindergartenkindern in der Wohnküche des Seniorenwohn- und Pflegeheims abzuhalten. Wegen der leichten dementiellen und depressiven Erkrankungen der teilnehmenden Bewohner erleichtert die vertraute Atmosphäre im Heim den Anfang in der Gruppe. Es wird aber schon vor Beginn der Gruppentreffen mit den Teilnehmern und im Konzept vereinbart, dass in der Vertrautheitsphase die Seniorinnen nach Möglichkeit auch Besuche im Kindergarten machen können und dort in der Kindergartenküche gemeinsam gebacken wird.

Die Teilnehmer der Erinnerungsgruppe beschließen zweiwöchentlich für zehn Treffen jeden Donnerstag um 10.00 Uhr in die Schule zu kommen und ihre Erinnerungsgegenstände (Fotoalben, Tagebücher, Bücher, Postkarten, persönliche Erinnerungsstücke) mitzunehmen.

Das Computerprojekt findet im Appartement des technisch interessierten Herrn statt, dem ein Computer mit Internetanschluss mit Hilfe von Sponsoren bereitgestellt wird. Die beiden Gymnasiasten und der Herr des Nachbarappartements besuchen ihn alle zwei Wochen am Dienstagnachmittag um 14.30 Uhr.

Äußere Rahmenbedingungen eines Seniorenwohn- und Pflegeheims prägen intergenerative Projektarbeit. Praktiker aus der Seniorenbildungsarbeit, der offenen und teilstationären Altenhilfe oder der Kinder- und Jugendhilfe wissen, wie die Rahmenbedingungen ihrer jeweiligen Einrichtungen die Projektarbeit dort beeinflusst. So sind die Hinweise dieses Abschnitts leicht auf die dortigen Rahmenbedingungen übertragbar. Welche Faktoren müssen Sie bedenken, wenn Sie ein intergeneratives Projekt mit Senioren aus Seniorenwohn- und Pflegeheimen und Kindern oder Jugendlichen aufbauen?

■ Frage des Ortes

Der Ort der Begegnung muss sorgfältig überlegt werden. Neben den Vorstellungen der Teilnehmer, ihren körperlichen und psychischen Fähigkeiten, aber auch Einschränkungen sind die Empfehlungen aus der **Fachliteratur der Gruppenarbeit** relevant.

Wenn die körperlichen Fähigkeiten des Bewohner nicht zu sehr eingeschränkt sind, sollte unbedingt überlegt werden, ob nicht die

Heimbewohner als **Besucher** in den Kindergarten, die Schule, das Gemeindezentrum, die Räume der Pfarrei kommen können oder zwei Begegnungsorte (im Heim und in der kooperierenden Einrichtung) gewählt werden könnten. So verlassen die Bewohner ihre tägliche Lebenswelt.

Bei kontinuierlichen Gruppen sind auch **gemeinsame Ausflüge** sehr beliebt. So können zu starre **Rituale** in Interessensgruppen, die immer in den gleichen Räumlichkeiten stattfinden, gelockert werden.

Tipps für die Praxis

▶ Bei herkömmlichen Jung-und-Alt-Gruppen einen eigenen, hellen, freundlichen, gut zu erreichenden, beheizbaren, aber nicht zu warmen, ruhigen Raum mit ansprechenden und bequemen Mobiliar wählen

▶ Stühle oder Sessel im Kreis anordnen

▶ Während der Gruppentreffen Störungen durch andere Senioren oder Mitarbeiter ausschließen

▶ Auf Toiletten in nächster Nähe achten

▶ Für ein Telefon oder ein Notrufknopf sorgen, falls nur ein Projektleiter vorhanden ist

Frage der Zeit

Der Zeitrahmen ist mit den Wünschen der Teilnehmer in Einklang zu bringen. Es ist festzulegen, ob

• es (zunächst) zu einer einmaligen Jung-und-Alt-Begegnung kommen wird

• mehrere (z. B. zehn) Treffen geplant sind

• über einen Zeitraum von einem halben Jahr kontinuierlich Treffen stattfinden sollen.

Bei leicht dementiell erkrankten Senioren ist zu bedenken, dass sich **Vormittagstermine** besser eignen, da die betreffenden Senioren aufnahmebereiter sind. Latent depressiven Senioren sind manchmal **Nachmittagstermine** angenehmer, da sie dann das häufig mit depressiven Erkrankungen einhergehende „morgendliche Tief" überwunden haben.

Tipps für die Praxis

▸ Zeitabstände zwischen den einzelnen Treffen festlegen, z. B. wöchentlich, zweiwöchentlich, monatlich, zu jahreszeitlichen Festen
▸ Dauer jedes einzelnen Treffen von eineinhalb Stunden nicht überschreiten, es sei denn, es handelt sich um ein größeres Fest oder einen Projekttag

■ Frage der Leitung

Die fachliche **Qualifikation** des Projektleiters und dessen zeitliche Ressourcen, sein Engagement und seine Motivation, Fähigkeiten in der Kooperation, Integration und Vernetzung mit den Mitarbeitern des Seniorenwohn- und Pflegeheims und mit anderen Einrichtungen sind wichtige Rahmenbedingungen, die für das Gelingen der intergenerativen Projektarbeit hohe Bedeutung haben. Der Heimleiter muss den Projektleiter unterstützen, die Mitarbeiter des Heims und der kooperierenden Einrichtung müssen kontinuierlich über den Stand der Projektarbeit und ihrer Ergebnisse informiert werden (☞ 6.1.1).

■ Frage der Gruppenform

Wenn die Projektarbeit als intergenerative Gruppenarbeit durchgeführt wird, ist zu entscheiden, welche Form die Gruppe haben soll. Die Form der Gruppe hängt von Zielen und Themen der Gruppe und von den Teilnehmern ab. Es gibt **offene Gruppen** mit einem festen Mitgliederstamm, zu dem Interessierte zwanglos hinzukommen können. Bei **halb offenen Gruppen** oder slow-open-groups werden ausscheidende Teilnehmer aus dem anfänglichen, festen Teilnehmerkreis durch neue ersetzt. Die halb offenen Gruppen sorgen für stabile Teilnehmerzahlen, die Gruppe profitiert von Neuaufgenommenen, wenn nicht zu viele Wechsel bei den Mitgliedern stattfinden.

In **geschlossenen Gruppen** bleiben alle Gruppenteilnehmer von Anfang bis zum vorher vereinbarten Ende der Gruppentreffen zusammen, Ausscheidende werden nicht ersetzt. Hier entwickelt sich oft ein sehr intensives Zusammengehörigkeitsgefühl. Im daraus entstehenden intensiven Gruppenprozess sammeln die Teilnehmern oft tiefergehende Erfahrungen als in anderen Gruppen. So bieten sich geschlossene Gruppen für problemlösende und therapeutische Gruppen an.[98]

Für Projektarbeit in herkömmlichen generationenübergreifenden Interessensgruppen ist die halb offene Gruppenform am besten geeignet.

6.2 Projektdurchführung

Im Seniorenwohn- und Pflegeheim Sonnenschein sind nun alle Vorbereitungen für die Generationenarbeit getroffen worden. Interessierte Bewohner und Kinder oder Jugendliche wurden gefunden, die Konzepte sind fertig gestellt, die Kooperationspartner gefunden. Die Heimleitung und die Mitarbeiter des Heims beschließen zunächst einmal, mit der intergenerativen Backgruppe zu beginnen. Sie hoffen dadurch, Schwierigkeiten zu erkennen und Erfahrungswerte auf die anderen beiden Projekte (Erinnerungsgruppe und Computer-Projekt) übertragen zu können, auch wenn diese sich im Aufbau und der Form deutlich von der Backgruppe unterscheiden.

 Tipp für die Praxis

▶ Zunächst nur mit einem generationsübergreifenden Projekt beginnen.

▶ Ein bis maximal zwei weitere intergenerative Projekte an die Erfahrungen anknüpfen lassen und später zeitgleich durchgeführen

6.2.1 Gruppenphasen

Je nachdem, welche kommunikationsfördernden Themen, welcher Programmtyp und welche Form der Begegnung für die Generationenarbeit gewählt wurde, sind unterschiedliche Abläufe zu erwarten. Bei herkömmlichen intergenerativen Interessensgruppen kann von den aus der sozialen Gruppenarbeit bekannten **Gruppenphasen** ausgegangen werden. So spricht man z. B. von der

- Anfangs-, Arbeits- und Schlussphase[99]
- Phase der Fremdheit
- Phase der Vertrautheit
- Phase der Konformität
- Phase der Auflösung.[100]

■ Anfangsphase

Wie bei allen Gruppen kommt es auch bei einer intergenerativen Gruppe sehr auf die Anfangsphase an. In den **Probestunden** der Anfangsphase entscheiden sich die Teilnehmer, ob sie kontinuierlich an der Gruppe mitwirken oder nicht. Wichtig ist es, anfängliche **Unsicherheiten** und **Kommunikationshemmnisse** zuerst zuzulassen. Die jungen und alten Teilnehmer werden sich anfangs primär in ihrer Altersgruppe bewegen, Kontakte zu den ungefähr Gleichaltrigen aufbauen. Nach einigen Treffen bauen sich diese Unsicherheiten ab. Wie schon mehrfach in diesem Buch dargestellt, hilft die Biografiearbeit und die Erkundung der Interessen der potentiellen Teilnehmer, geeignete gemeinsame Interessen herauszufiltern und als verbindendes Element einzusetzen. Die Teilnehmer lernen sich über die gemeinsame Betätigung kennen, werden sicherer. Stimmungen in der Gruppe sollten von der Projektleitung angesprochen werden.

■ Arbeitsphase

In der Arbeitsphase kennen sich die einzelnen Teilnehmer besser, Vertrautheit oder das vielfach zitierte „**Wir-Gefühl**" stellt sich ein. Wenn einzelne Mitglieder fehlen, wird dies von den Anwesenden angesprochen und erkannt. Oft bilden sich in der intergenerativen Projektgruppe spezielle **Zweier-Konstellationen** zwischen je einem Kind oder Jugendlichen und einem alten Menschen heraus, die durch besondere Sympathie und verbindende Interessen gekennzeichnet sind. Langsam kommt die **Beziehungsdynamik** zum Tragen. Einzelne (meist die älteren Gruppenteilnehmer) stellen sich nun mehr in den Mittelpunkt, übernehmen dominante Rollen. Die Projektleitung muss besonders darauf achten, dass die Kinder und Jugendlichen als gleichberechtigte Gruppenteilnehmer respektiert werden. **Gesprächsführungstechniken** und ausgehandelte **Gruppennormen** helfen dabei.

Am Ende der Arbeitsphase werden die einzelnen Gruppenmitglieder immer unabhängiger voneinander und stellen sich schon auf das Ende des gemeinsamen Projekts ein.

■ *Schlussphase*

Eine klare Struktur des Projektablaufs mit einer fest angelegten Anzahl von Treffen unterstützt die letzte Phase. So kann das Ende rechtzeitig angekündigt und vorbereitet werden.

Trauer und Enttäuschung, aber auch **Verdrängung** des Endes oder Abwertung der gesamten Projektarbeit sind bei den Projektmitgliedern zu erwarten. Diese Gefühle sollte die Projektleitung behutsam ansprechen. Einigen der jungen und alten Teilnehmer hilft es, für die Verabschiedung und Trennung **Rituale** vorzubereiten und durchzuführen, z. B. nochmals ein Fest feiern, einen Ausflug durchführen oder Fotos von gemeinsamen Aktionen betrachten. Die Projektleitung sollte auf jeden Fall die jungen und alten Teilnehmer in einem **Blitzlicht** ermuntern, auszusprechen, welche Erlebnisse in der Jung-und-Alt-Gruppe für sie besonders bedeutsam waren.

Auch sollten Fähigkeiten und Bedürfnisse der alten Menschen nach dem Ende der Gruppe ausfindig gemacht und unterstützt werden. Gerade depressive Senioren, die in einer intergenerativen Gruppe beteiligt waren, wird der Abschied von den Kindern schwer fallen. Vielleicht erleichtert ihnen ja der nähere Kontakt zu einzelnen der anderen Senioren aus der Gruppe den Abschied, vielleicht hat die

Gruppe auch andere Potentiale bei ihnen geweckt oder ein Kind oder ein Jugendlicher besucht weiterhin eines der älteren Gruppenmitglieder.

Ein Abschlussbericht der Teilnehmer und der Projektleitung auch in Form eines **Auswertungsberichts** ist unerlässlich.[101]

Tipps für die Praxis

- ▶ Sich mit den Phasen der Gruppenarbeit vertraut machen
- ▶ Anfängliche Unsicherheiten in der Anfangsphase zulassen
- ▶ Während des Verlaufs allenfalls bei Kommunikationsproblemen unterstützend eingreifen, ansonsten im Hintergrund halten
- ▶ Ende der Projektarbeit eindeutig festlegen. Allenfalls vereinbaren, dass eine bestimmte Anzahl von neuen Gruppentreffen mit den gleichen oder einem Teil der Gruppenmitglieder durchgeführt wird
- ▶ Drei Termine vor dem letzten angesetzten Treffen Abschied thematisieren
- ▶ Trauer über das Ende der Projektarbeit zulassen und ansprechen
- ▶ Negative Reaktion auf die Gruppenarbeit als normalen Abwehrmechanismus behandeln
- ▶ Keine Versprechungen zu Besuchen nach der eigentlichen Projektarbeit machen, die nicht wirklich eingehalten werden
- ▶ Kontakte nach Ende der Gruppe von den Interessenten selbstständig organisieren lassen
- ▶ Abschiedsreaktionen der Kinder oder Jugendlichen genau beobachten, und dabei nicht ausschließlich auf die Senioren konzentrieren
- ▶ Enge Zusammenarbeit mit dem Kindergarten, der Schule usw. ermöglichen, damit dort die Auswertung und Nachbesprechung auf Wunsch der jungen Teilnehmer fortgeführt werden kann

6.2.2 Gruppendynamik

In diesem Kapitel werden zwei wichtige Faktoren der Gruppendynamik bei intergenerativen Projekten beleuchtet. Es geht um die

Rollen der Mitwirkenden in intergenerativen Projekten und um **Gruppennormen und -entscheidungen.**

■ Rollenverteilung

Der Projektleiter muss im Verlauf der Generationenarbeit immer wieder reflektieren, welche Rollen die Einzelnen einnehmen. Unabhängig von der Art des Projekts und Anzahl der Teilnehmer übernehmen die Einzelnen in intergenerativen Gruppen, Einzelkontakt-Projekten und sogar bei einmaligen Begegnungen bestimmte Rollen. So finden sich manche eher in **Führungsrollen,** andere sind **gleichberechtigte** Teilnehmer, manche geraten in **Außenseiterrollen.**

Wichtig ist es, dass nicht immer der gleiche Teilnehmer dominant das Gruppengeschehen bestimmt oder ein anderer in eine Außenseiterrolle gedrängt wird. Die Projektleitung sollte hier z. B. durch eine veränderte Aufgabenverteilung gegensteuern.

Zum Verständnis von Interaktionsprozessen und Beziehungen in Gruppen werden häufig Erkenntnisse aus der Gruppentherapie herangezogen. Zu Einzelheiten bezüglich der Gruppentherapie und Gruppendynamik, z. B. Übertragungs- und Gegenübertragungsphänomenen sowohl zwischen Leiter und den Gruppenteilnehmern, als auch zwischen den Einzelnen, sowie bezüglich der Abwehrmechanismen in Gruppen muss weitere Literatur herangezogen werden. Beispiele aus der Gerontologie bieten sich an.[102]

■ Gruppennormen und -entscheidungen

Bei kontinuierlichen Jung-und-Alt-Begegnungen kristallisieren sich schnell Gruppennormen heraus. So wählen die Teilnehmer immer den gleichen Sitzplatz, fordern Rituale beim Begrüßen und Verabschieden ein. Manche Senioren erwarten bestimmte **Höflichkeitsformeln** von der jungen Generation. Manche Jugendliche erwarten von den Senioren in Erinnerungsgruppen bestimmte kritische Haltungen zur Nazi-Zeit und bringen massive Kritik hervor. Die beteiligten Senioren ziehen sich dadurch eher zurück, sind weniger zu Reflexion oder zu Gesprächen über diese Zeit bereit.

Gruppennormen müssen von jungen und alten Projektteilnehmern gleichermaßen bestimmt und dürfen nicht nur von einer
Generation festgelegt werden.

Tipps für die Praxis

▶ Für einen gleichberechtigten Dialog in der Gruppe sorgen
▶ Teilnehmer verschiedene Rollen durch eine entsprechende Auf-
  gabenstellung ausprobieren lassen
▶ Wünsche der Kinder oder Jugendlichen und die der Senioren
  nach bestimmten Normen und Umgangsweisen gleichermaßen
  berücksichtigen
▶ Nicht einen Teilnehmer allein die Normen diktieren lassen

6.2.3 Ergebnisse

In Kapitel 5.3.2 wurden die Ergebnisse bei generationsübergreifenden Projekten mit psychisch erkrankten Senioren und Kindern
oder Jugendlichen vorgestellt. Viele dieser Ereignisse lassen sich
auch für Projekte mit hochbetagten Heimbewohnern und Kindern
oder Jugendlichen nennen, z. B.:

- Das **Interaktionsverhalten** der Senioren verändert sich positiv.
- Das Interesse der Senioren an ihrer **Umwelt** und an anderen
  Altersgruppen steigt.
- Das **handwerkliche** und **kognitive Vermögen** der Senioren kann
  aufrecht erhalten oder sogar erweitert werden.
- Das **Sozialverhalten** und die **Empathiefähigkeit** der Kinder oder
  Jugendlichen vergrößert sich.
- Die **kommunikationsfördernden Medien** müssen sich einfach
  bedienen lassen, z. B. Senioren-Computer mit Computer-
  Mäusen, die auch mit zittriger Hand bedient werden können,
  leicht handhabbare Kameras.
- Die **kommunikationsfördernden Aktivitäten** berücksichtigen
  die Fähigkeiten und Einschränkungen der Teilnehmer.
- Im Laufe des Projekts gewinnen die **intergenerativen Beziehun-
  gen** immer mehr an Bedeutung, die Medien und Aktivitäten
  treten in den Hintergrund.

Ausstellungen, Film- oder Videovorführungen, Jung-und-Alt-Computer-Präsentationen anlässlich solcher besonderen Jung-und-Alt-Projekte regen die Fachöffentlichkeit an, weitere generationsübergreifende Projekte zu initiieren und durchzuführen.

6.3 Projektauswertung

Jede Projekt- oder Gruppenarbeit erfordert eine umfassende Vorarbeit mit Konzepterstellung (☞ Kap. 2, 3, 6.1), eine sorgfältige Durchführung und eine Auswertung.

Manchmal ist ein Projekt mit einer **Forschungsstudie** gekoppelt, dann sind schon vor Beginn des Projekts die entsprechenden Weichen zu stellen. Die Forschungsfrage muss klar formuliert sein. Eine umfassende Literaturrecherche und -analyse ist nötig. Eine geeignete Methode, z. B. Befragungen, Interviews, Beobachtung, wird ausgewählt. Die Ergebnisse sind im Forschungsbericht zusammenzufassen.

Die Teilnehmer müssen um ihr **Einverständnis** zur Forschung und zur **Veröffentlichung** der Forschungsergebnisse gebeten werden. Der oder die Forscher kooperieren eng mit dem Projektleiter. Der Forscher beschäftigt sich mit intergenerativer Arbeit und baut – je nach Methode – erst einmal Vertrauen zu den Projektteilnehmern auf.

Eine Auswertung der Projektarbeit umfasst normalerweise folgende Aspekte:
- Reflexion und ein Protokoll nach jedem einzelnen Projekttreffen
- Selbstevaluation der gesamten Projektarbeit
- Veröffentlichung der Ergebnisse der Projektarbeit

6.3.1 Reflexion und Protokoll

Der Projektleiter braucht nach Ende jedes Projekttreffens etwa eine halbe bis maximal eine Stunde Zeit, um die jeweilige Projektveranstaltung zu reflektieren. Hilfreich ist es, dazu ein **Ergebnisprotokoll** zu erstellen. Das Protokoll ist wertneutral zu formulieren, es geht nur um eine Beschreibung des Verhaltens der einzelnen Teilnehmer und der Interaktionen. Lediglich in der **Abschlussreflexion** des Projektleiters, die als solche gekennzeichnet sein muss, sind subjektive Eindrücke und Bewertungen möglich.

Welche Aspekte beinhaltet ein Ergebnisprotokoll zu einem Projekttreffen?

- **Standardangaben:** Datum, Uhrzeit, Dauer des Treffens, Teilnehmer, Grund, wenn Teilnehmer ausscheiden oder verhindert sind, Vereinbarungen der Schlussrunde des vorausgegangenen Treffens
- Für **jeden Teilnehmer** wird in wenigen Sätzen zusammengefasst, wie er sich beim jeweiligen Projekttreffen verhalten hat. Welche Rollen hat er eingenommen? Wie hat er sich beteiligt? Was war auffällig an seinem Verhalten? Was gefiel ihm, wo formulierte er Missfallen? Welches Schluss-Statement hat er abgegeben?
- Welche Gespräche und Interaktionen haben sich **zwischen einzelnen Teilnehmern** ergeben? Haben sich Untergruppen gebildet?
- Auf welches **Thema** oder welche **gemeinsame Aktion** haben sich die Gruppenteilnehmer für das nächste Treffen geeinigt? Welche Vorbereitungsmaßnahmen sind dazu erforderlich? Wer übernimmt diese?
- In der **Reflexion** formuliert der Projektleiter Aspekte der Jung-und-Alt-Begegnung, die ihm besonders aufgefallen sind. Welche Unterstützung benötigten die Teilnehmer? Konnte er sich zurückhalten? Wo und wie musste er intervenieren? Welche seiner Interventionen waren hilfreich, welche nicht? Worauf möchte er beim nächsten Treffen besonders achten?

Vor Beginn des nächsten Projekttreffens liest der Projektleiter das letzte Protokoll, insbesondere die Reflexion durch, um vorbereitet zu sein.

Fallbeispiel

Protokoll über das intergenerative Gruppentreffen am 12.2.2001 im Gruppenraum des Seniorenwohn- und Pflegeheims

Zeitraum: 14.00 bis 15.00 Uhr

Teilnehmerinnen: Frau Graben, Frau Köhler, Frau Lemke, Frau Müller, Frau Schmidt, Anke (fünf Jahre), Chiara (vier Jahre)

Frau Giller kann heute nicht an der Gruppe teilnehmen, weil sie einen wichtigen Zahnarzttermin hat.

Frau Schmidt muss sich heute von den Projektleiterinnen mehrfach ermuntern lassen, an der Gruppe teilzunehmen. Sie fühlt sich etwas müde. In der Gruppe stellt sie sofort fest, dass Frau Giller fehlt. Sie möchte die Eier aufschlagen, sucht sich einen Stuhl direkt neben dem Ofen, um alles gut sehen zu können, wie sie betont. Mehrfach sucht sie sich Gesprächspartner. Mit Chiara macht sie zweimal einen Spaß, lacht mit ihr. Sie wirkt auf Frau Lemke ein, sie solle doch nicht immer wieder aufstehen, sondern sich auch gemütlich zu ihr hinsetzen. In der Schlussrunde wünscht sie sich, beim nächsten Mal einen Gesundheitskuchen zu backen.

Frau Köhler ist anfangs unsicher, fragt die Projektleiterinnen, ob sie das überhaupt könne. Sie lässt sich ermuntern, die Schachtel mit dem Mixgerät zu öffnen. Sie stellt sich einen Stuhl neben den Ofen. Als sie erkennt, dass ein Löffel benötigt wird, geht sie unaufgefordert zum Tisch zurück und holt ihn. Als Chiara zwischendurch Späße macht und lacht, steckt sie Frau Köhler damit an. Nicht immer ist klar, ob sie trotz ihrer dementiellen Erkrankung die Unterhaltung versteht. Sie überspielt dies. In der Schlussrunde bittet sie zweimal um Wiederholung der einfachen Schlussfrage, ob es ihr gefallen habe. Schließlich lacht sie und meint, es wäre schön gewesen.

Frau Graben freut sich sehr, als sie die beiden Mädchen erblickt. Sie schlägt die Eier auf. Gemeinsam mit Chiara mixt sie das Mehl und die anderen Zutaten zusammen. Am Ofen wendet sie den Pfannkuchen und ist stolz, dass die anderen Gruppenteilnehmer sie loben. Sie lacht mit Frau Köhler und nennt sie eine Schleckerlzenzi. Schließlich kommen sich die beiden mit ihren Gesichtern ganz nahe und berühren sich mit ihren Nasen. Beide lachen dabei herzlich und betonen, dass sie sich sehr gerne mögen und schon lange kennen. Frau Graben beobachtet das Verhalten der Kinder ganz genau. Auf einmal ahmt sie die Bewegungen des Mädchens liebevoll nach und meint, sie fände es schön, wie behände Chiara sei. In der Schlussrunde sagt sie dreimal, sie komme so gern in die Gruppe und wolle auch wieder Kuchebacken.

Frau Lemke wird von den Kindern mit einer der Projektleiterinnen aus der Wohngruppe abgeholt. Sie streichelt Chiara, die sie ja jetzt schon von zehn Projekttreffen her kennt, über die Haare. Frau Lemke beobachtet und kommentiert das Geschehen in der Gruppe. Am Ende bestäubt sie den Pfannkuchen mit Puderzucker. Frau Lemke achtet sehr darauf, dass alle Teilnehmerinnen gleichermaßen mitwirken können. Häufig versucht sie, ihnen durch Gesten zu vermitteln. Wie bei allen Gruppentreffen äußert sie sich am Ende ungewiss, ob sie beim nächsten Mal wiederkommen könne.

Frau Müller gibt Mehl zu. Mit dem Handrührgerät mixt sie alle Zutaten zusammen. Sie bezieht dabei Frau Lemke nach Möglichkeit zumindest in Gespräche mit ein. Von sich aus reicht sie einen Löffel weiter. Am Ende erklärt sie, es habe ihr gut gefallen und sie sei mit dem Kuchenvorschlag einverstanden.

Chiara kommt gemeinsam mit der Gruppenleiterin direkt vom Kindergarten. Im Gruppenraum hält sie sich zunächst sehr zurück, beobachtet die alten Damen. Nach etwa 20 Minuten taut sie auf, spricht die alten Damen an, macht Späße mit ihnen. Sie erkennt genau, wann und wie sie sie unterstützen kann, ohne ihnen ihre verbliebenen Handlungsmöglichkeiten zunichte zu machen. Sie erkennt z. B. am Ende, dass Frau Lemke ihren Gehwagen benötigt und fährt ihn zu der alten Dame hin. In der Schlussrunde sagt sie, ihr habe es heute wieder sehr gut gefallen, sie wolle beim nächsten Mal einen Schokoladenkuchen backen.

Anke meinte anfangs, sie sei noch müde, weil sie heute schon so früh zum Kindergarten gehen musste. Sie spricht viel mit Chiara, erzählt von Aktivitäten außerhalb des Kindergartens. Gern hilft sie bei einzelnen Handgriffen zum Backen mit. Zwischendurch macht sie Späße, möchte Chiara ablenken und herumhüpfen. Nachdem Chiara darauf nicht eingeht, hört sie damit wieder auf. In der Schlussrunde meint Anke, sie wolle mal ein richtiges Kuchenfest mit allen feiern.

Reflexion

Die Gruppe befindet sich noch in der Arbeitsphase bzw. Vertrauheits-
phase. Die einzelnen Teilnehmer achten aufeinander, versuchen, positive Kontakte zu gestalten. Alle sind sehr auf die gemeinsame Pfann-
kuchenaktion konzentriert. Es ist eine enorme Leistung, dass gerade
die dementiell erkrankten Frauen genau erkennen, wie sie sich gegenseitig unterstützen können und gegenseitige Hilfeleistungen erbringen.
Frau Lemkes Verhalten am Ende der Gruppenarbeit, immer offen zu
lassen, ob sie beim nächsten Maß wiederkommen wolle oder nicht,
passt zu ihrem sonstigen im Alltag gezeigten Verhalten. Sie möchte
sich verschiedene Möglichkeiten offen halten.

Die Projektleiterinnen konnten sich heute stark im Hintergrund
halten und die Gruppenteilnehmerinnen selbst agieren lassen, nur
gelegentlich waren leichte Hilfestellungen notwendig. Sie stellen sich
darauf ein, dass langsam Gruppenkonflikte bzw. differenzierende
Verhaltensweisen auftreten werden.

(Unterschrift der Projektleiterinnen)

6.3.2 Selbstevaluation der gesamten Projektarbeit

Selbstevaluation in der **Sozialen Arbeit** und somit auch der Generationenarbeit ist „ein Konzept einer systematischen Auswertung
des eigenen fachlichen Handelns."[103] Selbstevaluation ist die
„systematische Nach-, Denk- und Bewertungshilfe und soll dazu
dienen, Handlungen zu reflektieren, zu kontrollieren und die Kom-
petenz der Fachkräfte zu verbessern." Es geht um „Selbstreflexion
sowie um fachlich begründetes, situationsentsprechendes und
persönlichkeitsadäquates berufliches Handeln." Es wird „in der
Hauptsache die Wirkung der eigenen Interventionen unter-
sucht."[104]

Was müsste die abschließende Selbstevaluation des Projektleiters
beinhalten?

- Auf welcher Grundlage interpretiere ich die Projekttreffen und
  das Verhalten der Projektteilnehmer?
- Welche Vorstellungen vom Miteinander der Generationen prägen mein Handeln bei den intergenerativen Projekttreffen?

- Welche Ziele verfolge ich? Wurden die gesteckten Ziel erreicht? Warum nicht?
- Wie kann ich die Ziele und die Bedürfnisse der Teilnehmer besser realisieren?
- Wie kann ich meine Ziele und Bedürfnisse besser realisieren?
- Wie fördere ich den Dialog der Generationen, wo hemmen meine Interventionen oder mein Verhalten die gemeinsame intergenerative Aktion und den Dialog zwischen Jung und Alt?
- Wo geraten meine Ziele und Bedürfnisse mit denen anderer Beteiligter, z. B. Kooperationspartner in anderen sozialen Einrichtungen, Schulen oder Pfarreien, in Konflikt?
- Welche zentralen positiven und negativen Ergebnisse erkenne ich am Ende des generationsübergreifenden Projekts?
- Welche Schlussfolgerungen ziehe ich aus meiner Auswertung für künftige Projekte?

Um diese Fragen zu beantworten, ist eine **systematische Aufzeichnung** und eine **kriteriengeleitete Auswertung** erforderlich. Distanz zum einzelnen Projekttreffen und zum Verhalten der einzelnen Projektteilnehmer stellt sich ein.
Maja Heiners Modell ist von der „**Praxis- und Aktionsforschung**" beeinflusst und in der Auswertung von intergenerativer Projektarbeit gut anwendbar. Eingesetzt werden „quantitative und qualitative Methoden der empirischen Sozialforschung sowie Konzepte, Methoden und Erfahrungen aus den Qualifizierungstraditionen (Evaluation, Supervision, Organisationsberatung)".[105]

 Selbstevaluation ist ein Bestandteil professioneller Generationenarbeit und kann durch kollegiale Fachberatung, Praxisanleitung oder Supervision erweitert und vertieft werden.

6.3.3 Veröffentlichung der Ergebnisse

Schon gleich bei Beginn des Projekts ist mit den Teilnehmern abzuklären, ob sie einverstanden sind, dass Ergebnisse des Projekts veröffentlicht werden. Bei einer Veröffentlichung ist das **schriftliche Einverständnis** der Teilnehmer bzw. ihrer Erziehungsberechtigten unerlässlich.

■ Formen der Veröffentlichung

Teilnehmer einer **Erinnerungsgruppe** können
- eine Ausstellung mit ihren persönlichen Lebensgeschichten (mit persönlichen Gegenständen, Fotos, Tagebüchern) erstellen
- eine geschichtliche Ausstellung über ihren gemeinsamen früheren Wohnort, z. B. mit Fotos, alten Zeitungsausschnitten, präsentieren
- „Erinnerungskoffer" mit Gegenständen aus bestimmten zeitgeschichtlichen Abschnitten zusammenstellen, die in Schulen als Lehrmaterial verwendet werden könnten.

Mitglieder eines **Jung-und-Alt-Videoprojekts** können die gemeinsam produzierten Filme in Bürgerzentren, an Schulen, in Bibliotheken oder an anderen Orten präsentieren und zu Diskussionen einladen.

In einem **Einzelbesuchsprojekt** im Seniorenwohn- und Pflegeheim können sich enge Kontakte und Beziehungen zwischen einzelnen Senioren und einzelnen Jugendlichen ergeben, die viel Raum zum gegenseitigen Erzählen lassen.

■ Gegenstand der Veröffentlichung

Welche Ergebnisse können veröffentlicht werden?
- Ausstellungen von entstandenen Fotos, Bildern, künstlerischen Gegenständen
- Präsentationen anlässlich eines Jung-und-Alt-Computer- oder Internet-Projekts
- Dokumentationen aus Erinnerungsprojekten
- Abschlussberichte über ein durchgeführtes Projekt
- Ergebnisse einer empirischen Studie zum intergenerativen Projekt

■ **Ort der Veröffentlichung**

Wo können die Ergebnisse intergenerativer Projekte z. B. vorgestellt werden?

- bei einer Veranstaltung oder einem Fest im Heim für alle Bewohner, die teilnehmenden Kinder oder Jugendlichen und die Mitarbeiter aus dem Heim und die Mitarbeiter aus der kooperierenden Einrichtung
- bei einem Fachvortrag oder einer Fachveranstaltung im Heim für die Fachöffentlichkeit
- bei einer Mitarbeiterbesprechung im Heim und in der kooperierenden Einrichtung, z. B. Kindergarten, Schule, Pfarrei, Bürgerzentrum
- in einem Artikel einer Fachzeitschrift
- in lokale Zeitungen (eigene Artikel, Interviews mit den Projektteilnehmern, Interviews mit dem Projektleiter, Berichte der lokalen Presse über die Projektarbeit)
- in Beiträgen von lokalen Radio- oder Fernsehsendern
- im Internet, z. B. auf einer eigenen Homepage oder bei Rundgesprächen mit andern Fachleuten.

Es gibt also unzählige Möglichkeiten, die Generationenarbeit in der Öffentlichkeit vorzustellen. Wichtig ist nur, dass sie auch wirklich transparent und die Umwelt darauf aufmerksam gemacht wird.

 Intergenerative Projektarbeit bringt unterschiedliche Ergebnisse hervor, nicht immer vorzeigbare. Wenn durch die Generationenarbeit das Gespräch zwischen einzelnen jungen und alten Menschen gefördert werden konnte, ist das auch ein sehr wertvolles Ergebnis.

6.4 Notfallkasten bei typischen Problemen

Welche Probleme tauchen bei generationenübergreifenden Projekten auf?

6

- Probleme bei der Gewinnung der Teilnehmer
- Probleme in der Kooperation mit anderen Einrichtungen
- Probleme zwischen den Teilnehmern im Projektverlauf
- Probleme mit den Rahmenbedingungen des Projekts im Heim
- Probleme in der Auswertung des Projekts

Wenn Sie die Hinweise und Tipps dieses Buches berücksichtigen, können Sie sicher viele mögliche **Problemquellen** ausschließen. Hier sollen exemplarisch einige zentrale Probleme herausgegriffen und **Lösungsmodelle** vorgestellt werden.

■ *Was machen Sie, wenn keine Kinder, Jugendliche, junge Erwachsene oder junge Senioren gefunden werden?*

Überlegen Sie am besten mit einer Kleingruppe von Mitarbeitern, z. B. im Rahmen eines Qualitätszirkels, welche Personen welcher Altersgruppen entsprechend der Ergebnisse Ihrer Befragungen möglich wären. Erstellen Sie ein Suchraster, das auch Alternativen beinhaltet.

Vielleicht haben sich einzelne Bewohner Ihres Heims den Kontakt zu Kindergartenkindern gewünscht. Wenn Sie dort keine interessierten Kinder und Eltern finden, suchen Sie nach interessierten Kindern unter den Angehörigen der Mitarbeiter des Seniorenwohn- und Pflegeheims.

Welche **Menschen aus anderen Altersgruppen** welcher Organisationen kommen generell in Frage für eine Begegnungsform mit Heimbewohnern?

- Kinder oder Jugendliche der Mitarbeiter des Seniorenwohn- und Pflegeheimes
- Kinder aus Kindergärten
- Kinder aus Grundschulen
- Kinder aus Horten
- Jugendliche aus Hauptschulen
- Jugendliche aus Realschulen
- Kinder oder Jugendliche aus Gymnasien
- junge Erwachsene aus Fachoberschulen, vorzugsweise „sozialer Zweig"

- Studenten aus Fachhochschulen, vorzugsweise Studiengang Sozialpädagogik bzw. Sozialarbeit
- Studenten aus Universitäten, vorzugsweise Studiengänge Pädagogik, Psychologie
- Kinder oder Jugendliche aus Pfarreien, Kirchengemeinden, z. B. Mutter-Kind-Gruppen, Kinder-, Konfirmanden-, Firm-, junge Senioren
- Kinder oder Jugendliche aus freien Musikschulen
- Kinder, Jugendliche, junge Erwachsene oder aktive Senioren aus freien Kunstausbildungsstätten
- Kinder, Jugendliche, Begegnungstätten verschiedener Art, z. B. Alten- und Service-Zentren, Jugendzentren, Mütterzentren
- Personen aller Altersgruppen aus Gemeinde- oder Bürgerzentren
- Personen aller Altersgruppen aus Stadtbibliotheken
- Personen aller Altersgruppen, die in Museumsgruppen organisiert sind

In der Regel werden Sie mit den Organisationen, aus denen die Personen anderer Altersgruppen stammen, eng kooperieren müssen, um geeignete Teilnehmer ausfindig zu machen. Es reicht nicht, einfach in der anderen Einrichtung ein Informationsplakat aufzuhängen. Um ein professionelles Konzept der Generationenarbeit erfolgreich umzusetzen, sind umfangreiche Vorarbeiten nötig.

◼ Was machen Sie, wenn Sie keine kooperierende Einrichtung finden oder keine tatsächliche Kooperation stattfindet?

Sie müssen als Erstes eine **Ursachenanalyse** am besten in einem Qualitätszirkel oder in Form einer kollegialen Fachberatung zu zweit vornehmen. Hierbei sind folgende Fragen zu klären:
- Nach welchen Kriterien wurde die kooperierende Einrichtung ausgesucht?
- War die Einrichtung zu weit vom Seniorenwohn- und Pflegeheim entfernt?

- War der kooperierenden Einrichtung das Seniorenwohn- und Pflegeheim ausreichend bekannt?
- Kannten Sie den Leiter der Einrichtung, die kooperierenden Mitarbeiter gut genug, um einschätzen zu können, wie die Zusammenarbeit ablaufen wird?
- Erhielt die potentielle Kooperationseinrichtung vor Ihrer definitiven Entscheidung zur Kooperation ausreichend Informationen über das Projekt (schriftlich, telefonisch, in Gesprächen)?
- Wurde die kooperierende Einrichtung zu wenig oder zu viel über die Rahmenbedingungen und den Arbeitsaufwand des Projekts informiert?
- Fehlte es in der anderen Einrichtung an Interesse und Engagement und wurde dies evt. nicht von vornherein ehrlich erklärt?
- Fehlte es in der anderen Einrichtung an zeitlichen, personellen oder fachlichen Ressourcen?
- Fühlte sich der zuständige Mitarbeiter der kooperierenden Einrichtung zu wenig ins Projekt eingebunden oder fühlte er sich überfahren?
- Wurde der Ansprechpartner in der Kooperationseinrichtung in der Vorbereitungsphase ausreichend beteiligt, wurden z. B. Informationsplakate zusammen oder in enger Absprache erstellt?
- Wurde der Kooperationspartner fachlich ernst genommen in seinen Ideen, Gedanken, Vorstellungen zum Projekt?
- Hat der kooperierende Mitarbeiter Vorschläge für die Auswahl der jungen Teilnehmer gemacht und wurde seine Fachkompetenz bzgl. der Auswahl der jungen Teilnehmer ausreichend berücksichtigt?
- Waren die Informationsplakate ansprechend genug?
- Wurden die Informationsplakate so aufgehängt, dass sie überhaupt gelesen werden konnten?
- Wurden die Informationsbriefe interessant formuliert?
- Wurden die Briefe wirklich ausgesandt?
- Wurde ein Elternabend z. B. im Kindergarten durchgeführt?
- Gelang es dort, das Projekt interessant und ansprechend zu präsentieren?

- In welchen Lebenswelten leben die Kinder oder Jugendlichen? Sind evt. andere Freizeitinteressen so dominant, dass für ein derartiges Projekt keine Zeit bleibt?
- Müssen erst Vorurteile gegenüber den Senioren oder dem Seniorenwohn- und Pflegeheim abgebaut werden? Sollten evt. Öffentlichkeitsveranstaltungen des Heims im Stadtteil vorgeschaltet werden, damit das Heim bekannter wird, bevor mit der Generationenarbeit begonnen werden kann?

Wenn Sie diese Fragen abgeklärt haben, können Sie überlegen,

- ob Sie unter Berücksichtigung etwaiger Fehler bei der ersten Kontaktaufnahme noch weitere Einrichtungen in anderer Form kontaktieren wollen
- erst mit Öffentlichkeitsveranstaltungen Ihr Haus bekannter machen wollen
- Kinder der Mitarbeiter des Hauses einladen wollen, an einem intergenerativen Projekt mitzuwirken.

6

■ *Was machen Sie, wenn schwierige Projektteilnehmer den Projektverlauf stören?*

Unabhängig von der Art des Projekts finden sich in intergenerativen Projektgruppen auch „**schwierige Teilnehmer**".

Generell gibt es in Gruppen verschiedene Typen von „schwierigen Teilnehmern". Je nach Typ zeigen diese Teilnehmer verstärkt eine bestimmte Verhaltensweise auf, die von den anderen Projektteilnehmern auf Dauer als unangenehm oder störend empfunden wird, wenn sich einzelne Projektteilnehmer nicht dagegen wehren oder der Projektleiter nicht interveniert. Sowohl junge als auch alte Teilnehmer können sich „schwierig verhalten".

Es gibt z. B. schwierige Teilnehmer, die

- in der Projektgruppe immer unzufrieden sind und ständig Kritik äußern (**Unzufriedene**)
- meinen, immer alles besser zu verstehen und besser zu können (**Besserwisser**)
- andere nie zu Wort kommen lassen und ständig sprechen (**Dauerredner**)

- meinen, immer lustig sein und Witze machen zu müssen (**Alleinunterhalter**)
- aufgrund eines gering ausgeprägten Selbstwertgefühls immer auf andere hören und nur deren Vorschläge und Handlungen gutheißen (**Devoten**)
- Teilnehmer, die sich nie äußern und nur sehr verhalten an Aktivitäten beteiligen (**Stille**).[106]

 Schwierige Teilnehmer fördern die Gruppendynamik. Konflikte in Gruppen, die die Beteiligten mit oder ohne Unterstützung durch den Projektleiter lösen, können bei einzelnen Teilnehmern das Selbstwertgefühl steigern und Fähigkeiten der Einzelnen stärken. Konflikte sollten daher nicht von vornherein ausgeschlossen werden.

Der Projektleiter muss bei störenden **Verhaltensweisen** abwägen,
- wie stark die Störung empfunden wird (bei sehr ungewöhnlichen Verhaltensweisen, die offensichtlich als störend empfunden werden und wenig selbstbewussten Teilnehmern muss der Projektleiter schneller intervenieren)
- ob die Teilnehmer in der Lage sind, selbst zu intervenieren und den Betreffenden anzusprechen (die eigene Aktivität und Handlungsfähigkeit der Teilnehmer wird einer Leiterintervention in der Regel vorgezogen)
- ob, wann und wie er in das Gruppengeschehen eingreifen muss.

Wie kann der Projektleiter intervenieren, um die **Gruppenbalance** wieder herzustellen, falls die Gruppenteilnehmer mit der Konfliktregelung bzw. dem störenden Verhalten überfordert sind?
Er kann
- den Betreffenden außerhalb des Projekttreffens allein auf seine Verhaltensweise aufmerksam machen
- dem Betreffenden durch konsequente Nichtbeachtung zeigen, dass sein Verhalten unerwünscht ist

- einen unzufriedenen oder besserwissenden Teilnehmer Aufgaben übernehmen lassen, die ihn ausfüllen und neue Rollen kennen lernen lassen
- einem Dauerredner die Redezeit genau festlegen und streng auf die Einhaltung achten
- den Alleinunterhalter im Einzelgespräch bitten, auch auf die Bedürfnisse der ruhigeren oder nicht an ständigem Spaß interessierten Teilnehmer einzugehen, ihn mit einer besonderen Aufgabe betrauen
- die Aufgabenverteilung in der Gruppe behutsam ändern, um z. B. einen „Stillen" oder einen „Devoten" auch in andere Rollen schlüpfen lassen zu können, womit sein Selbstvertrauen gestärkt wird.
- von den Teilnehmern ignorierte Konflikte aufgreifen und ansprechen, da sonst auf Dauer die Stimmung in der Gruppe immer mehr absinkt.[107]

Je nach Projektarbeit und Teilnehmer ist der Projektleiter hinsichtlich seiner Interventionen stärker oder weniger stark gefordert.

Kleinere Kinder benötigen viel **„Erklärungstätigkeit"** durch den Projektleiter, d. h. er muss den Kindern Verhaltensweisen und Äußerungen der Senioren in der Regel schon in der direkten Situation erklären. Nach jedem Projekttreffen ist ein nachbereitendes Gespräch mit den Kindern allein unerlässlich.

Bei Projekten mit Jugendlichen und hochbetagten Heimbewohnern ist der Projektleiter vor allem als **„Übersetzer"** gefragt, denn nicht immer wissen die Senioren, was die Jugendlichen mit ihrer speziellen Jugend-Sprache (Slang) meinen.

In intergenerativen Projekten mit mehreren Personen aus verschiedenen Altersgruppen steht die Förderung der Kommunikation zwischen allen Beteiligten und die gelegentliche Konfliktregelung im Zentrum.

■ **Was machen Sie, wenn die Rahmenbedingungen im Heim das Projekt behindern?**

Schon vor Beginn sollten Sie die Rahmenbedingungen Ihres Projekts genau kennen und im Konzept berücksichtigen. Manche Faktoren werden zunächst als nicht so bedeutsam eingeschätzt und erschweren die Projektarbeit später stark. Hier können nur einige Beispiele herausgegriffen werden, wie auf ungünstige Rahmenbedingungen reagiert werden sollte:

- Wenn sich der **Ort** der Projekttreffen als ungeeignet herausstellt, sprechen Sie mit den Teilnehmern darüber und überlegen sie gemeinsam, welche Alternativen möglich wären. Auch mit pflegebedürftigen Heimbewohnern sind Projekttreffen außerhalb des Heims realisierbar.
- Wenn sich der **Zeitpunkt** oder die **Dauer** jedes einzelnen Projekttreffens als ungünstig herausstellt, weil die jungen Beteiligten oder die Senioren damit Schwierigkeiten haben, den Termin wahrzunehmen oder die ganze Veranstaltung dabeizubleiben, ändern Sie nach Absprache den Termin oder die Dauer so schnell wie möglich. Stimmen Sie den Zeitpunkt und die Dauer nicht nur mit den Teilnehmern und ihren Angehörigen, sondern auch mit den Mitarbeitern des Heims und der kooperierenden Einrichtung ab.
- Wenn die **Abstände** zwischen den Projekttreffen zu groß oder zu klein gewählt wurden, ist das mit allen Teilnehmern zu klären und auf die Bedürfnisse anzupassen.
- Wenn die Mitarbeiter die Projektarbeit durch mangelnde **Kooperation** behindern, muss die Heimleitung um größere Unterstützung gebeten werden. Nach umfassender Information über das Projekt ist eine Beteiligung der Mitarbeiter insbesondere in der Vorbereitungsphase des Projekts unerlässlich (☞ Kap. 2, 6).

Fallbeispiel
In der benachbarten Grundschule findet zweiwöchentlich jeden Donnerstag um 10.00 Uhr im Rahmen des Heimat- und Sachkundeunterrichts der Klasse 4a mit zwei mobilen Bewohnerinnen und einem Bewohner des Seniorenwohn- und Pflegeheims Sonnenschein ein

„Erinnerungstreffen" statt. Heute steht das Thema „unsere Straße" an und Frau Anton hat Fotos aus ihrem Fotoalbum zusammengestellt. Um 9.00 Uhr kommt Altenpflegerin Ilse und empfiehlt Frau Anton, heute doch lieber zur Fußpflegerin zu gehen, da diese jetzt zwei Wochen Urlaub hat.

Das Beispiel zeigt, wie mangelnde Kooperation zwischen der Altenpflegerin und der Projektleiterin zu Behinderungen führt. Die Gründe für Ilses Verhalten können vielfach sein. So ist sie z. B. vielleicht gar nicht über der Projekt und den Zeitpunkt der Projekttreffen informiert oder sie hält sie für nicht wichtig. Die Projektteilnehmerin Frau Anton muss jetzt eine Entscheidung treffen, ob sie das Projekttreffen oder den Besuch bei der Fußpflegerin vorzieht. So kann eine intergenerative Erinnerungsgruppe schnell aufgrund von Teilnehmermangel blockiert sein.

Gegenseitige Information und Terminabstimmung können Schwierigkeiten vermeiden helfen.

Welche Probleme können in der Auswertung des Projekts auftauchen und wie können Sie sie lösen?

Die häufigsten Probleme in der Auswertung liegen daran, dass
- keine Absprachen mit den Teilnehmern getroffen wurden, ob sie mit einer Auswertung und Veröffentlichung der Ergebnisse einverstanden sind
- keine (strukturierten) Aufzeichnungen über die Projektarbeit im Verlauf des Projekts gemacht wurden
- nicht ausreichend Zeit für die Nachbereitung der Projekttreffen eingeplant wurde
- sie vom Projektleiter als nicht so wichtig empfunden wird.

Kapitel 6.3. legt deutlich die Bedeutung einer gezielten Auswertung eines intergenerativen Projekts dar. Die Hinweise dort erleichtern Ihnen die Auswertung. Mit Hilfe einer fundierten Auswertung können Sie Fehler oder Mängel leichter aufdecken und beheben, Ihr eigenes Handeln besser reflektieren und optimieren sowie für künftige Projekte wertvolle Erkenntnisse gewinnen.

■ Bitte ohne Zwang

In diesem Buch fanden sie viele Gründe, warum und wie Sie ein intergeneratives Projekt beginnen können. Wenn Sie aber in der alltäglichen Arbeit in Ihrer Einrichtung etwa Probleme, Fehler oder gar schlechtes Management erkennen müssen, benötigen Sie eine Organisationsberatung oder -entwicklung, aber keinesfalls ein intergeneratives Gruppen-Projekt. Ein Jung-und-Alt-Projekt sollte nicht aus blindem Aktionismus, als ablenkendes Beschäftigungsprogramm für die Senioren oder aus vermeintlichem Mitleid mit den isolierten alten Menschen realisiert werden. Die gute Tat im Altenheim, die Kindergartenkinder oder Schüler nach Meinung eines hyperengagierten Projektleiters erbringen sollten, kann keinesfalls ein guter Wegbereiter für Begegnungen zwischen Jung und Alt sein. Versuchen Sie nicht, ein intergeneratives Projekt zu erzwingen.

 Sobald Sie Ihre Motive für ein intergeneratives Projekt geklärt haben, können Sie sofort mit der Planung beginnen.

Quellenverzeichnis 7

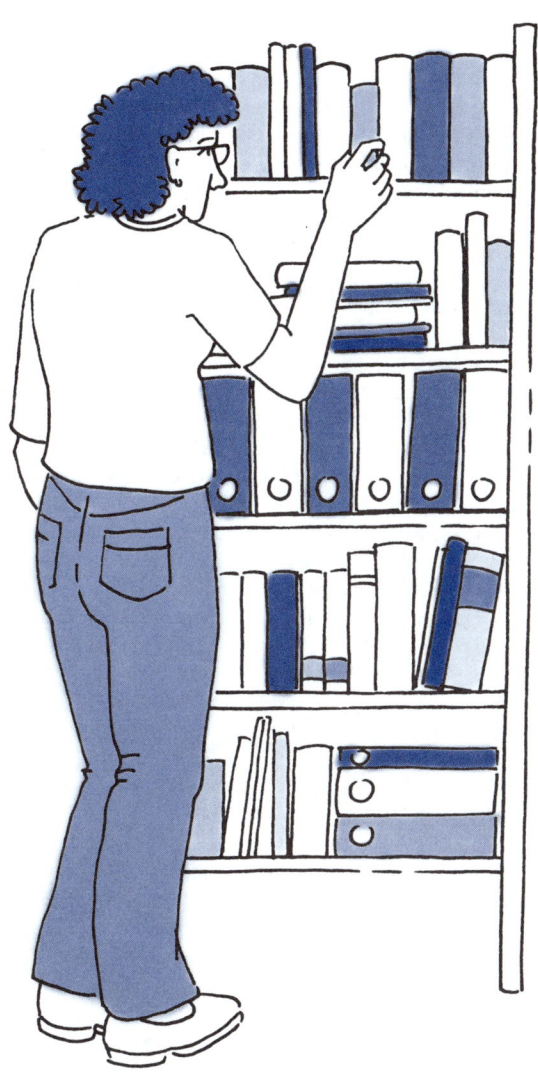

[1] Lüscher, K., Schultheis, F. (Hrsg.) (1995). Generationenbeziehungen in post-modernen Gesellschaften. Konstanz: Univ. -Verlag, 2. Aufl., 18

[2] ebd., 20

[3] vgl. Brauchbar, M., Heer, H. (1993). Zukunft Alter. Herausforderung und Wagnis. München, 240ff., zit.
Nach Naegele, G., Schmidt, W. (1998). Anmerkungen zur Zukunft der Generationenbeziehungen. In: Veelken, L., Gösken, E., Pfaff, M. (Hrsg.) (1998). Jung und Alt. Beiträge und Perspektiven zu intergenerativen Beziehungen. Hannover: Vincentz, 98

[4] vgl. Backes, G. (1999). „Herausforderungen an das Zusammenleben der Generationen". In: Tagungsdokumentation (3–99) des Bayerischen Staatsinstituts für Familienforschung an der Universität Bamberg, des Bayerischen Staatsministeriums für Arbeit und Sozialordnung, Familie, Frauen und Gesundheit und der Akademie für Politische Bildung Tutzing anläßlich der Fachkonferenz „Erstes, zweites, drittes Lebensalter- Perspektiven der Generationenarbeit" am 21. September. 1999 in Tutzing, 17ff; Walter, W. (1999). „Wie geht es den Generationen?" Tagungsdokumentation des Bayerischen Staatsinstituts für Familienforschung an der Universität Bamberg, des Bayerischen Staatsministeriums für Arbeit und Sozialordnung, Familie, Frauen und Gesundheit und der Akademie für Politische Bildung Tutzing anläßlich der Fachkonferenz „Erstes, zweites, drittes Lebensalter – Perspektiven der Generationenarbeit" am 21. September. 1999 in Tutzing, 32ff, zit. nach Gösken, E. (1998). Die Zugänge zwischen Jung und Alt offenhalten – Reflexionen zur Bedeutung generationenübergreifender Beziehungen. In: Veelken, L., Gösken, E., Pfaff, M. (Hrsg.) (1998). 183–185

[5] vgl. Kade, S. (Hrsg.) (1994). Individualisierung und Älterwerden. Bad Heilbrunn, 38 ff, zit. nach Gösken, E. (1998). Die Zugänge zwischen Jung und Alt offenhalten – Reflexionen zur Bedeutung generationenübergreifender Beziehungen. In: Veelken, L., Gösken, E., Pfaff, M. (Hrsg.) (1998), 183–185

[6] vgl. Backes, G. (1999). U. Walter, W. (1999). a. a. O.

[7] Trilling, A. (1995). Einübung ins intergenerative Denken. In: Jansen, B., Friedrich, I. Soziale Gerontologie. Kassel: Gesamthochschulbibliothek, 298–311

[8] a. a. O., 300

[9] a. a. O., 301

[10] a. a. O., 301

[11] a. a. O., 303

[12] vgl. a. a. O., 304–305

[13] a. a. O., 307

[14] a. a. O., 307–311

[15] vgl. Newman, S. (1997). History and Evolution of Intergenerational Programs. In: Newman, S., Ward, C. R., Smith, T. B., Wilson, J. O., McCrea, J. M. Intergenerational Programs. Past, Present, and Future. Washington: Taylor & Francis, 55–80; Newman, S. (1997). The Future. In: Newman, S., Ward, C. R., Smith, T. B., Wilson, J. O., McCrea, J. M. Intergenerational Programs. Past, Present, and Future. Washington: Taylor & Francis, 175–180

[16] McCrea, J. M., Smith, T. B. (1997). Types and Models of Intergenerational Programs. In: Newman, S., Ward, C. R., Smith, T. B., Wilson, J. O., McCrea, J. M. Inter-

generational Programs. Past, Present, and Future. Washington: Taylor & Francis, 81–94

[17] Mc Crea und Smith, a. a. O., 82 ff

[18] ebd.

[19] Greger, B. R. (1992). Intergenerative Gruppenarbeit mit alten Menschen und Kindern. Studien zur Jugend- und Familienforschung, Bd. 9. Frankfurt a. M.: Peter Lang.

[20] vgl. auch Mc Crea, Smith, 1997, 83

[21] vgl. McCrea, Smith. 1997b, 86–87

[22] z. B. Kerrigan, J., Stevenson, N. C. (1997). Behavioral Study of Youth and Elders in an Intergenerational Horticultural Program. *Activities, Adaption & Aging*, Vol. 22, No. 3, 141–153.

[23] vgl. Griff, M., Lambert, D., Dellmann-Jenkins, M., Fruit, D. (1996). Intergenerational Activities Analysis with three groups of older adults: Frails, Community-Living, And Alzheimer's. In: Educational Gerontology, 22, 601–612

[24] vgl. Bundesministerium für Familie, Senioren, Frauen und Jugend (1997b). Konzertierte Aktion Bundes Innovationen, Nr. 38. Dialog der Generationen. Erfahrungen, Erkenntnisse, Perspektiven. Zusammengestellt von Volker Thomas und Dorothea Becker/Volker Amrhein. Bonn: Informationsschrift des BMFSFJ.

[25] ebd. Projekt-Nr. 38.28; Bundesministerium für Frauen und Jugend (1994). Konzertierte Aktion Bundes Innovationen Nr. 20. Initiativen im Rahmen der Jugendhilfe zur Verbesserung des Dialogs zwischen den Generationen. Bonn: Informationsschrift des BMFJ, Projekt-Nr. 20.4.

[26] Bundesministerium für Familie, Senioren, Frauen und Jugend (1997). Brücken zwischen Jung und Alt. 158 Projekte – Initiativen – Aktionen. Bonn: Informationsschrift des BMFSFJ, Projekt-Nr. 45, 34.

[27] Gunzelmann, T., Porsch, I. (1999). Die Nürnberger Projektreihe „Alt & Jung". In: Tagungsdokumentation (3–99) des Bayerischen Staatsinstituts für Familienforschung an der Universität Bamberg, des Bayerischen Staatsministeriums für Arbeit und Sozialordnung, Familie, Frauen und Gesundheit und der Akademie für Politische Bildung Tutzing anläßlich der Fachkonferenz „Erstes, zweites, drittes Lebensalter-Perspektiven der Generationenarbeit" am 21. September. 1999 in Tutzing, 70–74.

[28] Bundesministerium für Familie, Senioren, Frauen und Jugend (1995). Konzertierte Aktion Bundes Innovationen, Nr. 22. Dialog der Generationen. Projekte, Ideen, Möglichkeiten im Rahmen der Jugendhilfe. Zusammengestellt von Prof. Dr. Albrecht Müller-Schöll und Volker Thomas. Bonn: Informationsschrift des BMFSFJ, Projekt-Nr. 55, 46.

[29] Informationsschrift „Brücken zwischen Jung und Alt" des BMFSFJ, 1997, Nr. 78, 54

[30] Projekt-Nr. 100 in KABI-Informationsschrift Nr. 22, 1995, 72.

[31] Gunzelmann, T., Porsch, I. 1999, 72

[32] Blimlinger, E., Ertl, A., Koch-Straube, U., Wappelshammer, E. (1996). Lebensgeschichten. Biographiearbeit mit alten Menschen. Hannover: Vincentz; Osborn, C., Schweitzer, P., Trilling, A. (1997). Erinnern. Eine Anleitung zur Biographiearbeit mit alten Menschen. Freiburg im Breisgau: Lambertus.

[33] vgl. u. a. Osborn, C. et al., 1997, 41ff

7

[34] vgl. u. a. Osborn, C. et al., 1997, 63ff

[35] Schweitzer, P., (1994). AGE EXCHANGE – Erinnerungsprojekte für Kinder und ältere Menschen. Thema 101 Köln: Kuratorium Deutsche Altershilfe.

[36] a. a. O., 2

[37] a. a. O., 2–3

[38] In: „Altenpflege„, November 1998, 23. Jg., 28–29

[39] „4%- Trugschluß" nach: Kastenbaum, R., Candy, S. (1973). The four percent fallacy. In: Aging and Human Development, 4, 15–21. Tews, H. P. (1979). Soziologie des Alterns. Heidelberg: Quelle & Meyer UTB, 3. Aufl., 330. Glinski-Krause, B., Jonas, I., Nakielski, H. (1996). Heime. In: Kuratorium Deutsche Altershilfe (Hrsg.). Rund ums Alter. Alles Wissenswerte von A bis Z. München: Beck, 179.

[40] Schweitzer, H. (1996). Altenhilfe und Altenpolitik. In: Kuratorium Deutsche Altershilfe (Hrsg.). Rund ums Alter. Alles Wissenswerte von A bis Z. München: Beck, 51

[41] a. a. O., 52

[42] a. a. O., 52

[43] a. a. O., 52–53

[44] a. a. O., 52–53

[45] vgl. Winter, H. -P., Gennrich, R., Haß, P. (2000). Hausgemeinschaften – Die 4. Generation des Altenpflegeheimbaus. Eine Dokumentation zur Verbesserung der Situation Pflegebedürftiger. KDA, Reihe „BMG-Modellprojekte", Bd. 8.

[46] Infra-Test, 1994, zit. nach Glinski-Krause et al., 1996, 175

[47] a. a. O., 177

[48] Kleiber, A. (2000). „Ein Platz mitten im Leben". Neue BMG/KDA-Publikation dokumentiert Architektur und Personalfragen für Bau und Betrieb von Hausgemeinschaften. proAlter, 4/2000, 43–45.

[49] ebd. und Jonas, I. (2000). KDA-Tagung zum Umgang mit Demenzkranken. „Türen in eine verschlossene Welt öffnen." proAlter, 2/2000, 30

[50] Braun, H. (1998). Die Heimkonzepte der Zukunft von DZA und KDA aus heutiger Sicht. In: Schmidt, R., Thiele, A., Evangelische Heimstiftung e. V. Stuttgart, Deutsches Zentrum für Altersfragen e. V. Berlin (Hrsg.) (1998). Konturen der neuen Pflegelandschaft. Positionen, Widersprüche, Konsequenzen. (Bd. 4 der Beiträge zur Gerontologie, Sozialpolitik und Versorgungsforschung) Regensburg: Transfer,186

[51] ebd.

[52] vgl. Kleiber, 2000, 43

[53] vgl. Jonas, 2000, 28–31

[54] SZ 23. 2. 98

[55] vgl. z. B. bei Glinski-Krause et al., 1996, 178. Anregungen des KDA werden von einigen Heimbetreibern und Trägern aufgenommen.

[56] Glinski-Krause et al., 1996, 179

[57] Infratest, 1994, zit. nach Glinski-Krause et al., 1996, 180

[58] ebd.

[59] ebd.

[60] ebd.

[61] Klie, T. (1983). Zwischen „Aufsichtspflichtverletzung" und „Freiheitsberaubung". Vom Umgang mit verwirrten alten Menschen im Heim. Altenpflege, 11, 543 ff.

7

[62] Rasehorn, E. (1991). Für ein anderes Verständnis von Verwirrtheit. Altenpflege Kongreßband, 30

[63] Schneekloth, U., Müller, U., 1995 zit. nach Glinski-Krause et al., 1996, 181

[64] Infratest, 1994, zit. nach Glinski-Krause et al., 1996, 181

[65] Glinski-Krause et al., 1996, 182

[66] Infratest, 1994, zit. nach Glinski-Krause et al., 1996, 182–183

[67] Goffmann, E. (1972). Asyle. Frankfurt: Suhrkamp.

[68] Glinski-Krause et al., 1996, 183

[69] vgl. Infratest, 1994, nach Glinski-Krause et al., 1996, 183

[70] a. a. O., 185

[71] vgl. a. a. O., 183

[72] Krauß, 1989, Häfner, 1993, zit. nach: Hirsch, R. D. (1997a). Beratung und Psychotherapie alter Menschen in der Bundesrepublik Deutschland. In: Buijssen, H. P., Hirsch, R. D. (Hrsg.) (1997). Probleme im Alter. Diagnose, Beratung, Therapie, Prävention. Weinheim: PsychologieVerlagsUnion, 7

[73] ebd.

[74] ebd.

[75] vgl. z. B. Hirsch, 1997, 1–10; Gutzmann, H. (1997). Therapeutische Ansätze bei Demenzen. In: Wächtler, C. (Hrsg.) (1997). Demenzen. Frühzeitig erkennen, aktiv behandeln, Betroffene und Angehörige effektiv unterstützen. Stuttgart, New York: Thieme, 40–58

[76] vgl. Hirsch, 1997, 2–3

[77] Hautzinger, M. (1998). Depression. Göttingen u. a.; Hogrefe, 13.

[78] aus: Diagnostisches und Statistisches Manual psychischer Störungen DSM-IV, Göttingen: Hogrefe 1996, 387f.

[79] Kern, A. O., Harms, G., Beske, F. (1995). Hirnleistungsstörungen im Alter. Epidemiologische und volkswirtschaftliche Aspekte der Pflegebedürftigkeit durch Hirnleistungsstörungen im Alter. Kiel.

[80] Mayer, K. U., Baltes, P. B. (Hrsg.) (1996). Die Berliner Altersstudie. Berlin: Akademie-Verlag.

[81] Bickel, H. (1996). Pflegebedürftigkeit im Alter: Ergebnisse einer populotionsbezogenen retrospektiven Längsschnittstudie. In: Gesundheitswesen, Jg. 58, Sonderheft 1, 56–62.

[82] Trebert, M. (1991). Psychiatrische Altenpflege. Weinheim: Psychologie Verlagsunion, 18ff.

[83] Kurz, A., Verlauf der kognitiven Störungen. In: Weis, S., Weber, G. (Hrsg.) (1997). Handbuch Morbus Alzheimer. Neurobiologie, Diagnose, Therapie. Weinheim: Beltz-PsychologieVerlagsUnion, 630

[84] aus: Diagnostisches und statistisches Manual psychischer Störungen DSM-IV Göttingen u. a.: Hogrefe, 184f.

[85] Hirsch, R. D. (1997b). Psychiatrie und Psychotherapie des Alterns. Ein Überblick. Bonn, 11.

[86] Gutzmann, 1997, 49

[87] Hirsch, 1997b, 11

[88] Greger, B. R. (1999). Möglichkeiten und Grenzen intergenerativer Arbeit in der stationären Altenhilfe. Unveröffliche Diplomarbeit zur Prüfung für Soziale

7

Gerontologie an der Universität – Gesamthochschule Kassel – FB Sozialwesen; Greger, B. R. (1999). Neue Begegnungsformen in der stationären Altenhilfe. In: Tagungsdokumentation (3–99) des Bayerischen Staatsinstituts für Familienforschung an der Universität Bamberg, des Bayerischen Staatsministeriums für Arbeit und Sozialordnung, Familie, Frauen und Gesundheit und der Akademie für Politische Bildung Tutzing anläßlich der Fachkonferenz „Erstes, zweites, drittes Lebensalter- Perspektiven der Generationenarbeit" am 21. September. 1999 in Tutzing, 77–78.

[89] ebd. und Greger, B. R. (1992)

[90] z. B. Bechtler, H. (Hrsg.) (1993). Gruppenarbeit mit älteren Menschen. Freiburg im Breisgau: Lambertus, 2. veränd. Aufl.; Bechtler, H. (2000). Gruppenpsychotherapie mit älteren Menschen. München: Ernst Reinhardt; Joppig, W. (1990). Gruppenarbeit mit Senioren. Köln: Stam, 2. ergänzte und veränd. Aufl.; Radebold, H., Bechtler, H., Pina, J. (1989). Therapeutische Arbeit mit älteren Menschen. Ein Lehrbuch. Freiburg im Breisgau: Lambertus.

[91] Greger, 1992; Newman, S., Faux, R., Larimer, B. (1997). Children's Views on Aging: Their Attitudes and Values. The Gerontologist, Vol. 37, No. 3, 412–417; Newman, S., Ward, C. R., Smith, T. B., Wilson, J. O., McCrea, J. M. (1997). Intergenerational Programs. Past, Present, and Future. Washington: Taylor & Francis.

[92] vgl. z. B. Bechtler, 1993, Joppig, 1990

[93] Staub-Bernasconi, S. (1986). Soziale Arbeit als eine besondere Art des Umgangs mit Menschen, Dingen und Ideen – zur Entwicklung einer handlungstheoretischen Wissensbasis sozialer Arbeit. In: Sozial Arbeit, Fachblatt des Schweizerischen Berufsverbands dipl. Sozialarbeiter und Erzieher, 18. Jg., Bd. 10; Staub-Bernasconi, S. (1995). Systemtheorie, soziale Probleme und Soziale Arbeit: lokol, national, international oder: Vom Ende der Bescheidenheit. Bern u. a.: Haupt.

[94] Konopka, G. (1971). Soziale Gruppenarbeit: ein helfender Prozeß. Sozialpädagogische Reihe, Bd. 3. Weinheim u. a.: Beltz.

[95] McDavid und Harari, in: Fachlexikon der sozialen Arbeit, 1986, 377–378, zit. nach Bechtler, 1993, 20

[96] Radebold, H., Bechtler, H., Pina, J. (1989), 19.

[97] vgl. u. a. Greger, 1992

[98] vgl. Bechtler, 1993, 35–36

[99] z. B. bei Bechtler, 1993, 46–57

[100] Goeken, 1978, 31–33, vgl. Greger, 1992, 67

[101] Bechtler, 1993, 45–57

[102] Bechtler, 2000, „Gruppenpsychotherapie mit älteren Menschen", Radebold, Bechtler, Pina, 1989, „Therapeutische Arbeit mit älteren Menschen", Radebold, 1983, „Gruppenpsychotherapie im Alter", u. v. a. m.).

[103] Heiner, M. (Hrsg.). Selbstevaluation als Qualifizierung in der sozialen Arbeit: Fallstudien aus der Praxis. Freiburg im Breisgau, 1994, 7.

[104] v. Spiegel, H. (1994). Selbstevaluation als Mittel beruflicher Qualifizierung. In: Heiner, M. (Hrsg.), 18–19

[105] weiterentwickelt aus v. Spiegel, 1994, 21–22

[106] in Orientierung an Joppig, 1990, 32–34

[107] vgl. auch Joppig, 1990, 32–34

Index